絵でわかる

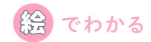

調子いい！がずっとつづく
カラダの使い方

仲野整體東京青山院長
仲野孝明【著】

sanctuary books

はじめに

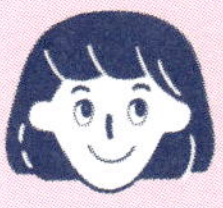

いきなりですが質問です。

「あなたは毎日、本当に立って、座って、歩けていますか？」

本当にってなに？　普通に立って、座って、歩いていますけど？

そんな心の声が聞こえてきそうです。

一旦、ここで少し自己紹介させてください。私は、大正時代からつづく治療院「仲野整體《せいたい》」の４代目、東京青山院長を務めている仲野孝明です。今まで０歳から１０８歳まで、18万人以上の方々の体を治療してきました。

国内外から来院される方々のお話をうかがうと、性別や性格、生活環境も歩んできた人生も十人十色、不調や疲れの原因も本当に人それぞれ。でも突き詰めていくと、ほとんどの場合「人間本来の構造どおりに、体を使う」。これだけで調子が戻っていきます。

こんなことをいうと「うそでしょう〜？」と思われるかもしれません。でもこれ、真実なんです。

初めて来院された方には、いつもどおりに立ったり、座ったり、歩いたりしてもらい、まずは動きの確認をします。

いろんな方にお会いしていますが、「正しく立つ、座る、歩く」ができた人はほとんどいません。街なかを眺めてみても、正しく歩けているなぁと私が感心する人は、１００人に１人くらいです。だから最初の質問をさせていただきました。

多くの人がなんとなく立って、座って、歩いている。知らず知らずのうちに体に負担のかかる動作をくり返している。

これこそが、「疲れる体」「調子の悪い体」になってしまう理由です。

つまり、

無意識に立っているから、**立っていると疲れる**

無意識に座っているから、**座っているのに疲れる**

無意識に歩いているから、**歩くだけで疲れる**

というわけです。

いい換えると「本来の力を発揮できていない」「体を使いこなせていない」。こんな状態で、運動したり食事に気をつかったりしても……。ん〜。残念ながら効果は薄くなってしまいます。最悪の場合、せっかく運動を始めたのになんだか体が痛いなんていうことも。よかれと思ってしたことが、逆効果になる可能性もあります。

とくに女性は体がやわらかく、筋肉が少ないために悪い体の使い方になりやすい傾向にあります。それに月経や妊娠・出産など人生のステージによってホルモンバランスが乱れやすく、疲れを感じやすいのです。

毎日忙しくて疲れている。どんどん無理がきかなくなってきた。休息をとってもいまいち調子が上がらない。マッサージをしても効果がつづかない。

この本ではそんなオトナ女子のみなさんが、今日からできる「そもそもの体の使い方」をご紹介しています。

正しい体の使い方を知って、「なんだか調子悪い……」から、「なんだかずっと調子がいい！」に変身しちゃいましょう。　大丈夫！　あなたの体は今日がいちばん若いとき。体はきっと変わります。そして人生も変わります。

もくじ

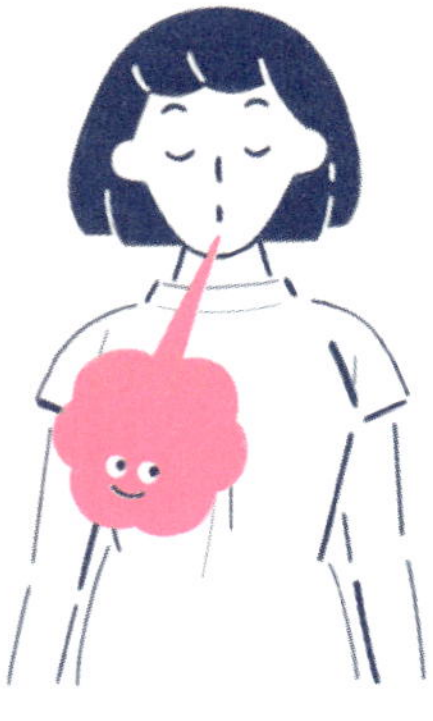

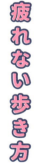

PART 6 疲れない移動の仕方

PART 7 疲れない持ち方

PART 8 疲れない生活

PART 9 疲れない休息と睡眠

PART 10 疲れない生き方

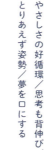

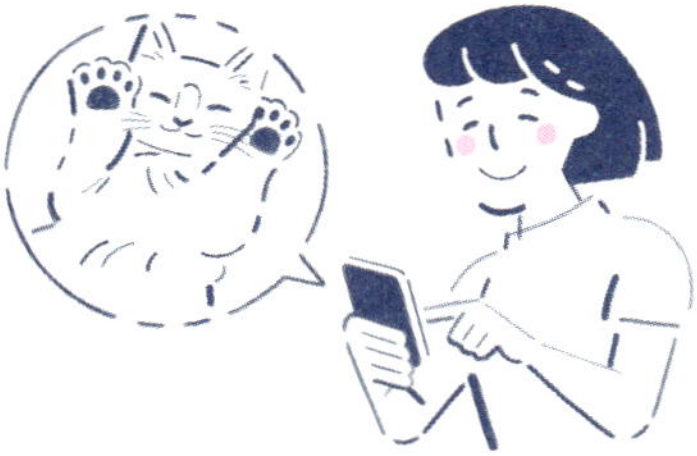

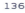

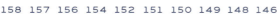

調子いい！がずっとつづく 基本&不調別ストレッチ

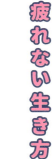

こんなふうに座っていませんか？

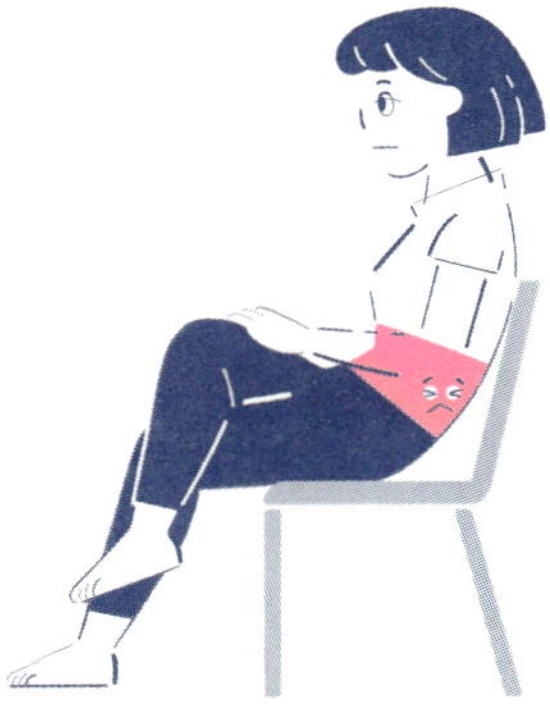

●脚を組んでいる

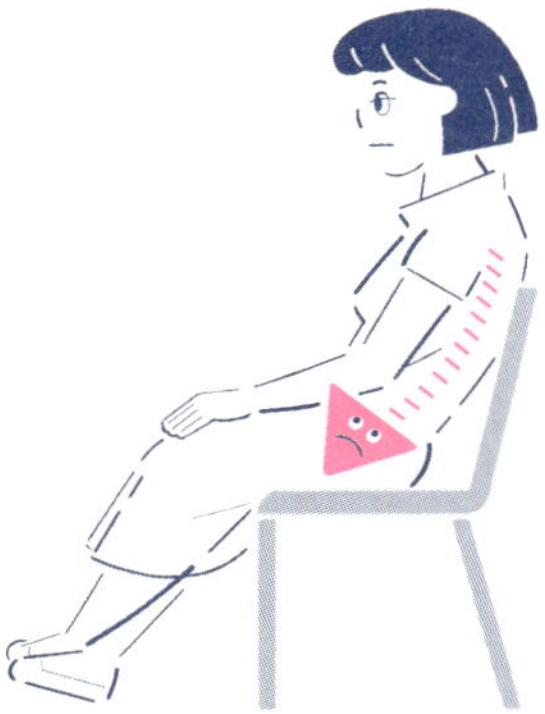

●椅子に寄りかかっている

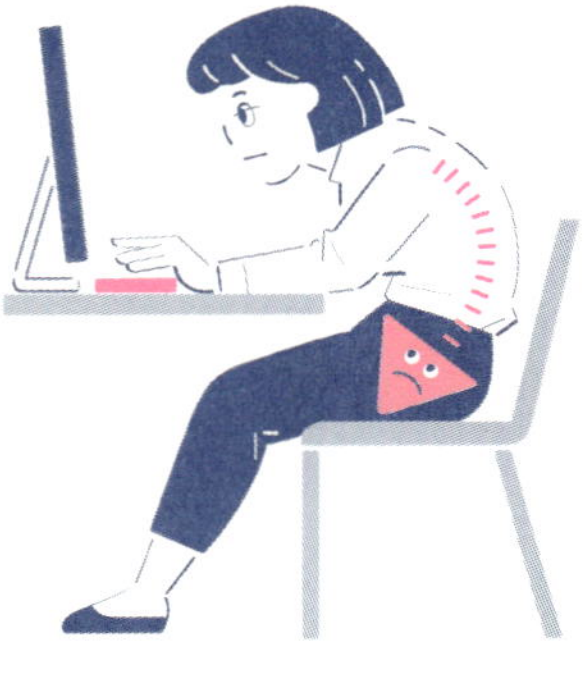

●長いパソコン作業

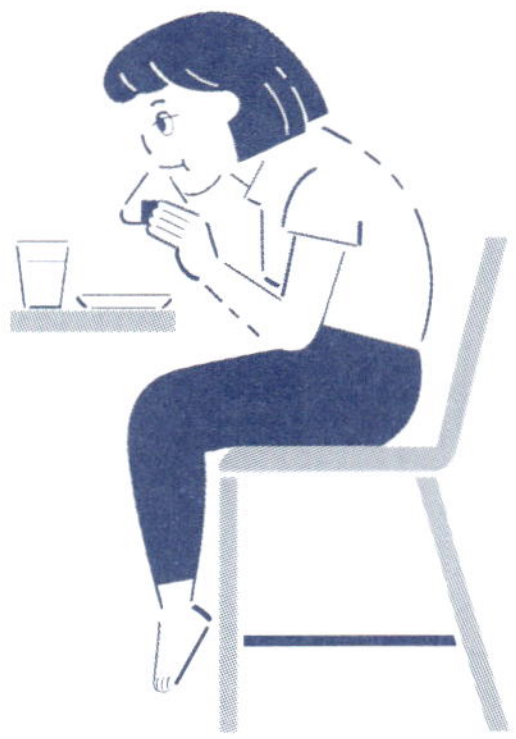

●背中が丸い

こんなふうに歩いていませんか？

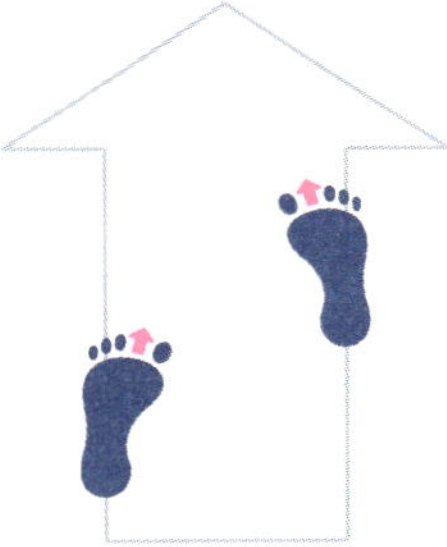

●内股歩き

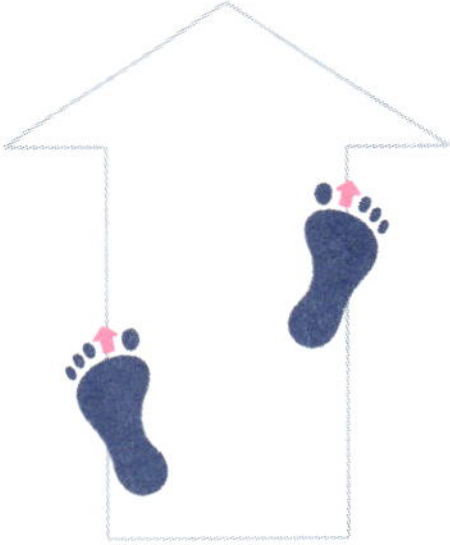

●外股歩き

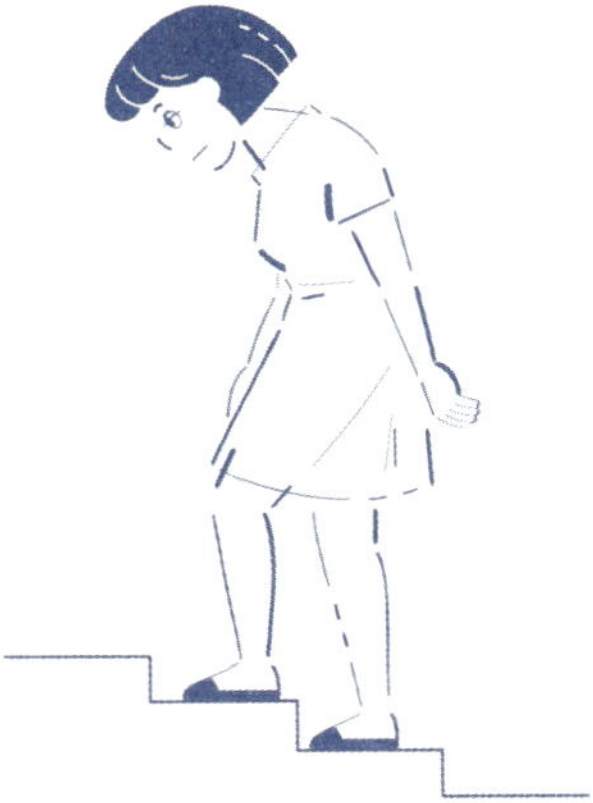

●下を向いて階段をのぼる

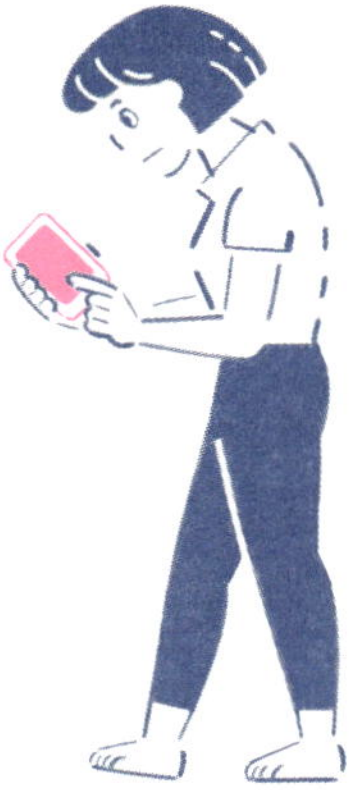

●歩きスマホ

そんな体の使い方をしていると……

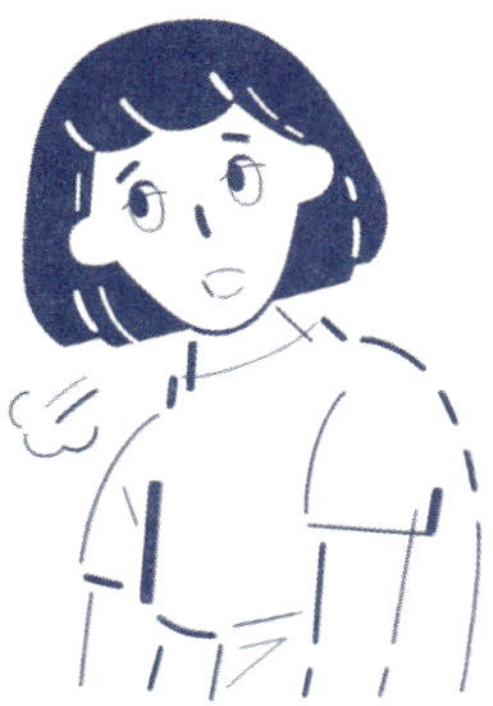

やる気が出ない
ネガティブ

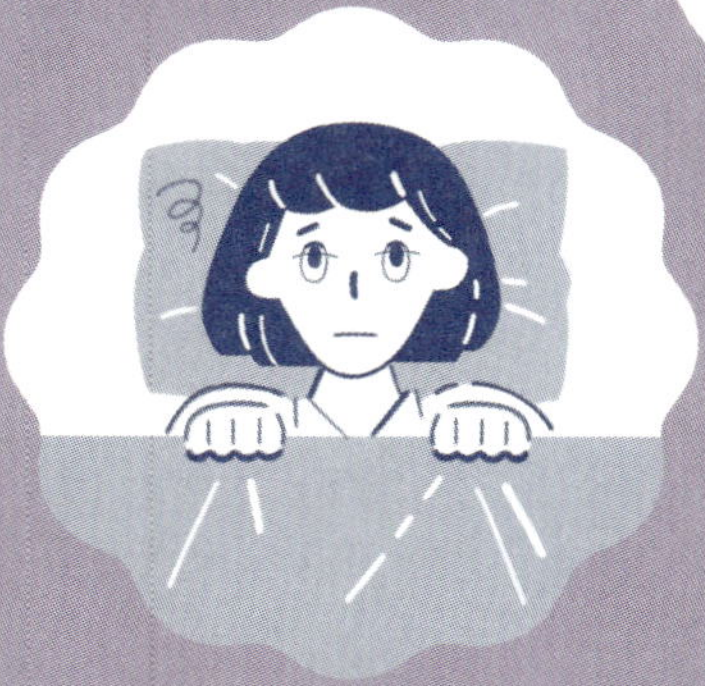

疲れているのに
ぐっすり眠れない

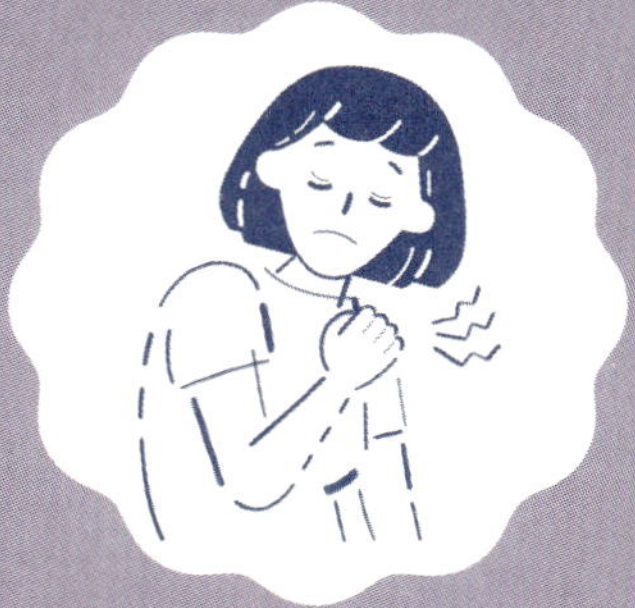

肩コリや腰痛、
頭痛

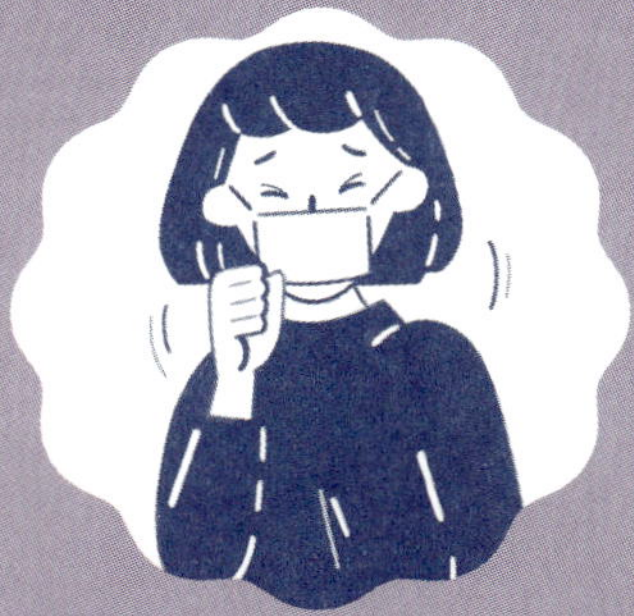

風邪を
ひきやすい

さまざまな不調が起きてしまう！

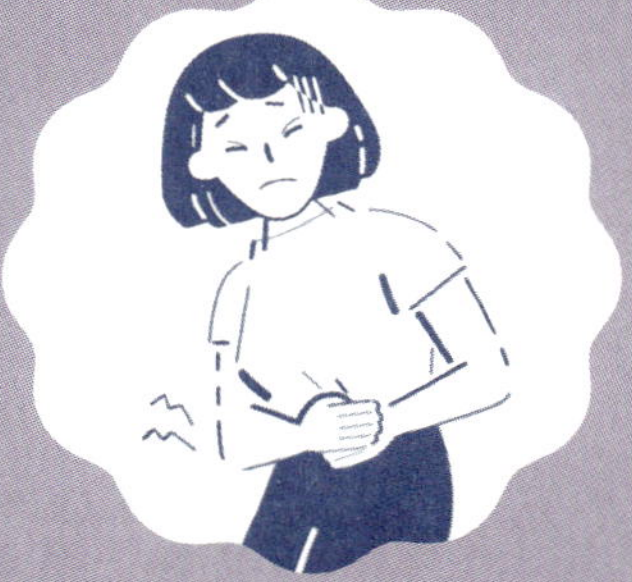

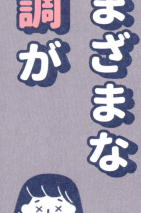

胃腸の調子が
悪い

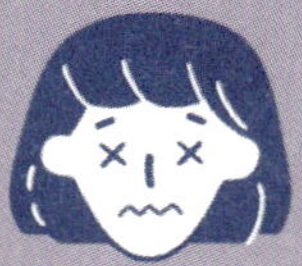

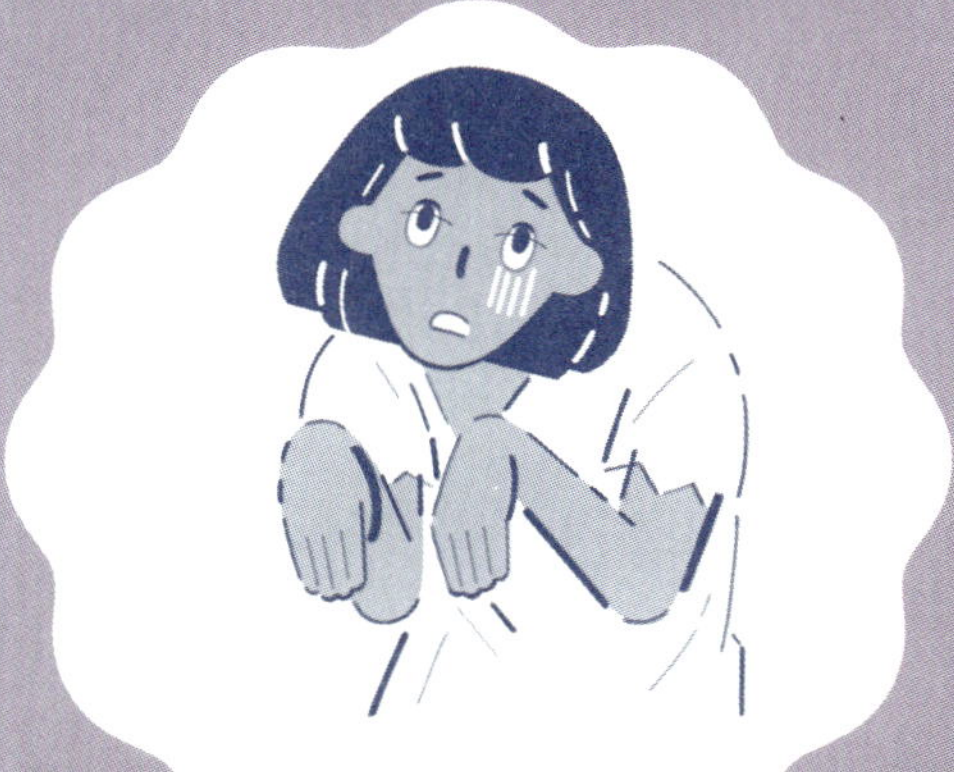

何をしても疲れる

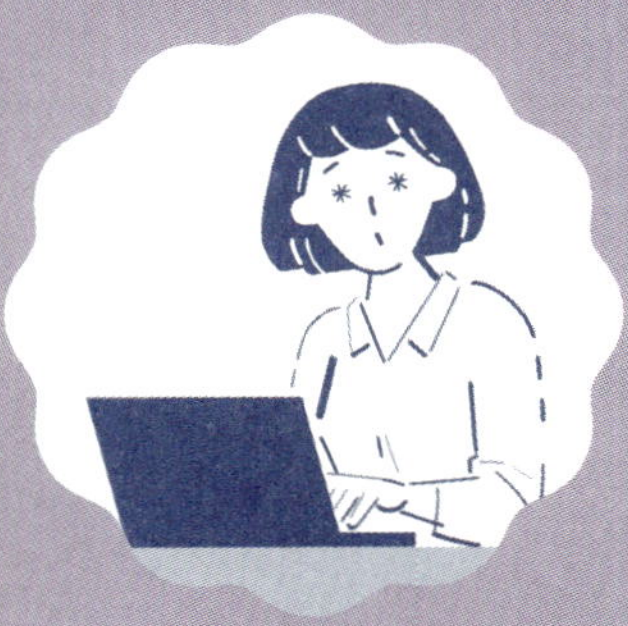

目がしょぼしょぼ

なぜなら……
体の使い方と神経は深い関係があるから！

背骨の中には、脳からつながる神経の束が通っています。
それらの神経は、背骨から枝分かれして、
胃や腸、心臓、肺、肝臓、目……など、
体中の部位とつながっています。

間違った体の使い方をつづけて背骨に負担がかかると、
背骨の中を通る大切な神経が圧迫されて
体にきちんと信号が伝わりません。
一時的なものなら問題なくても、
その状態がくり返されると、神経がつながる先の
体の部位に影響が出て、不調が生じてしまうのです。

一見、体の使い方とは無関係に思えるその不調や疲れ、
じつは正しく体を使えていないことが原因かもしれません。

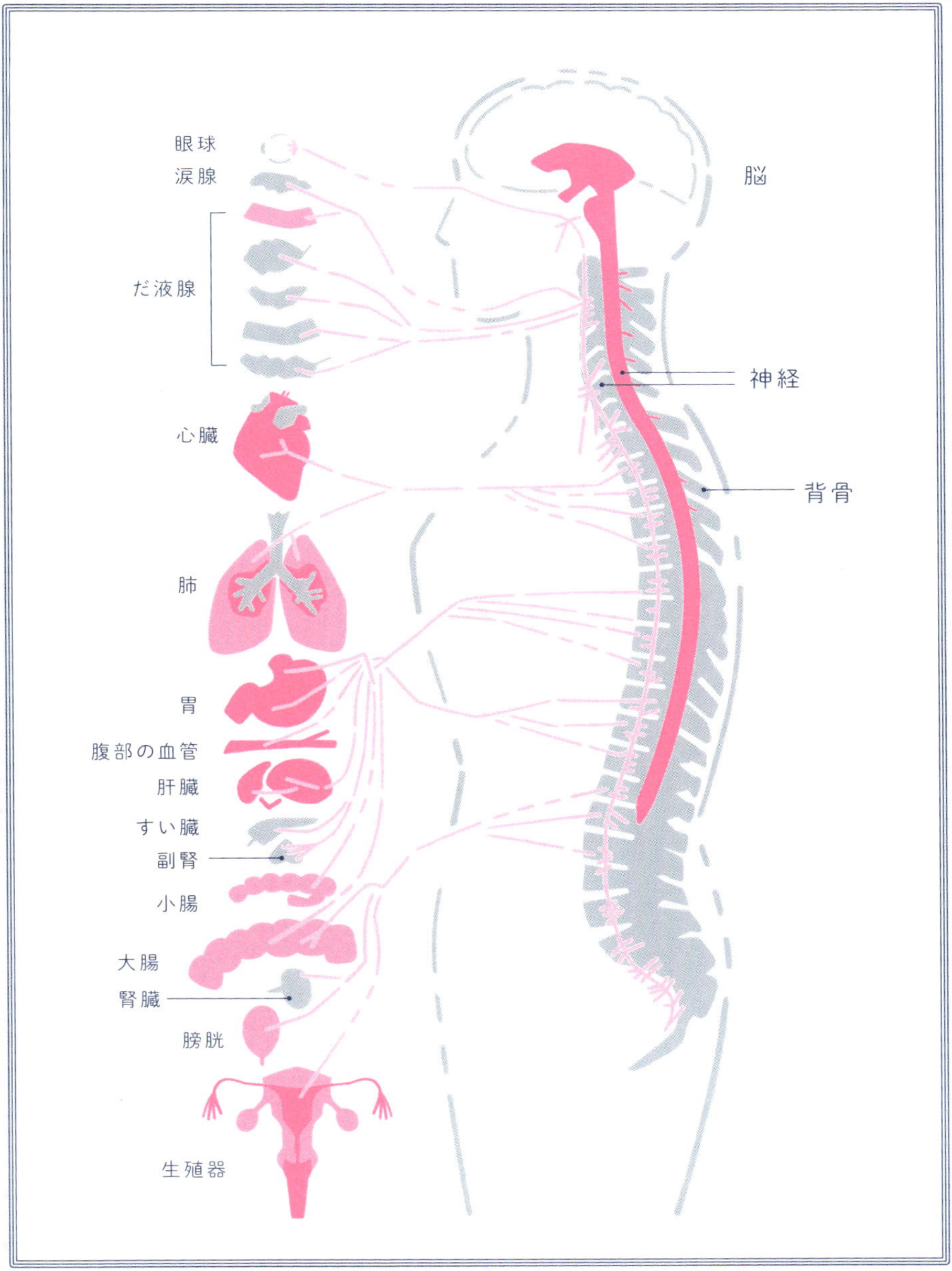
眼球
涙腺
脳
だ液腺
神経
心臓
背骨
肺
胃
腹部の血管
肝臓
すい臓
副腎
小腸
大腸
腎臓
膀胱
生殖器

正しい体の使い方をしていると……

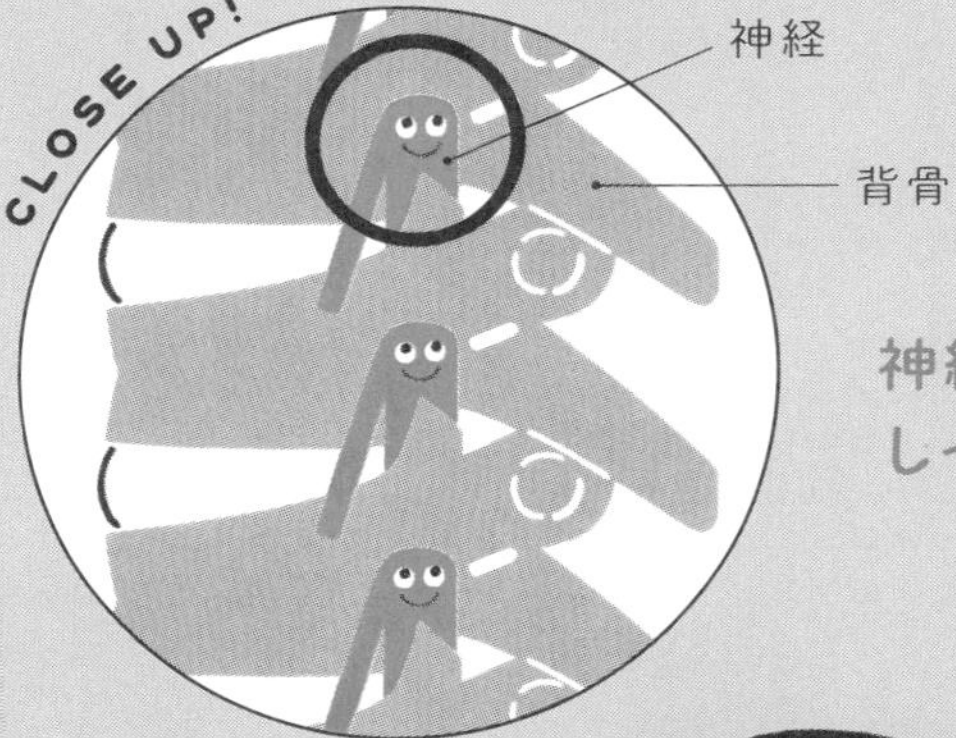

神経の通る空間が
しっかり開いている！

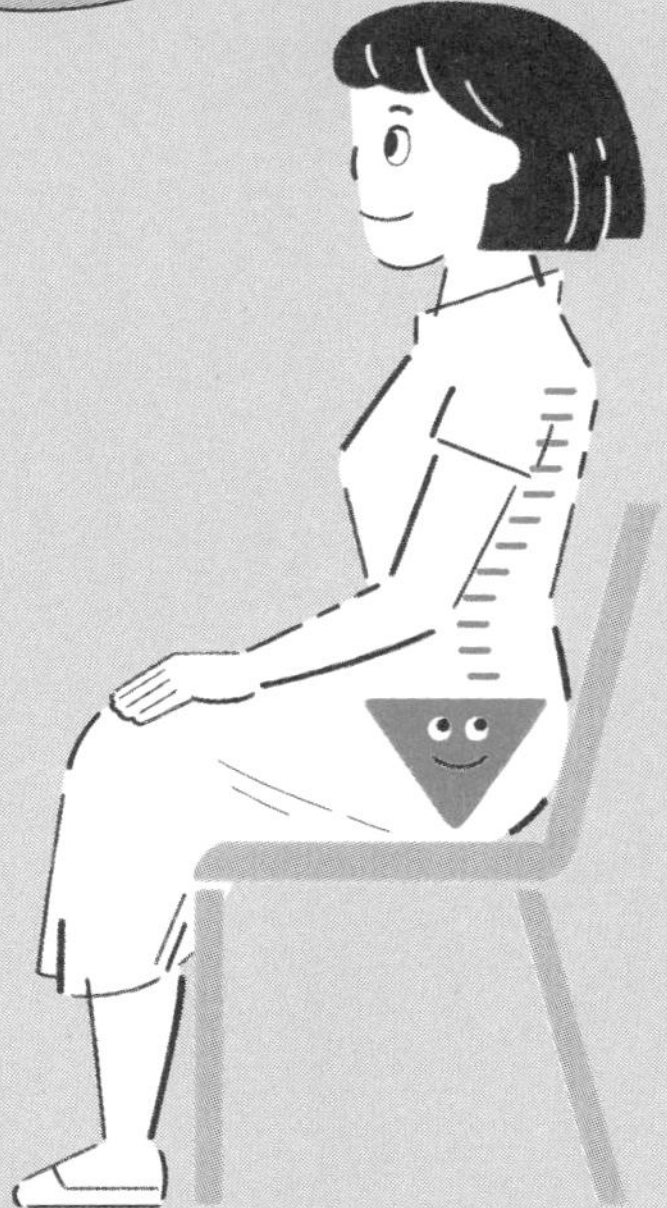

OK

正しい体の使い方。
体の各部位にきちんと
信号が伝わっている状態。
疲れ知らずになる！

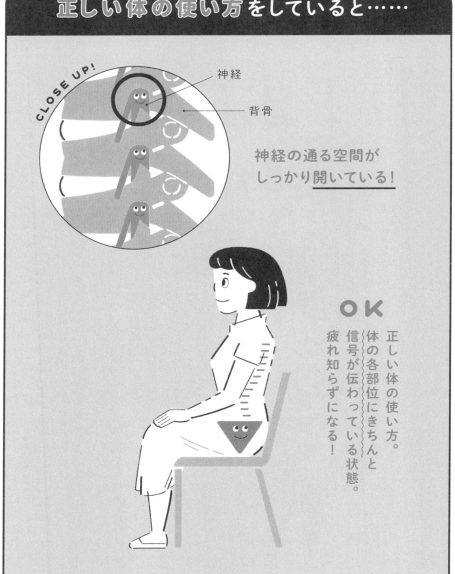

間違った体の使い方をしていると……

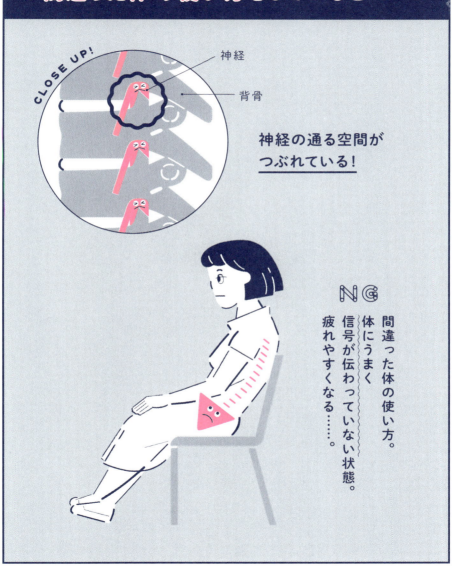

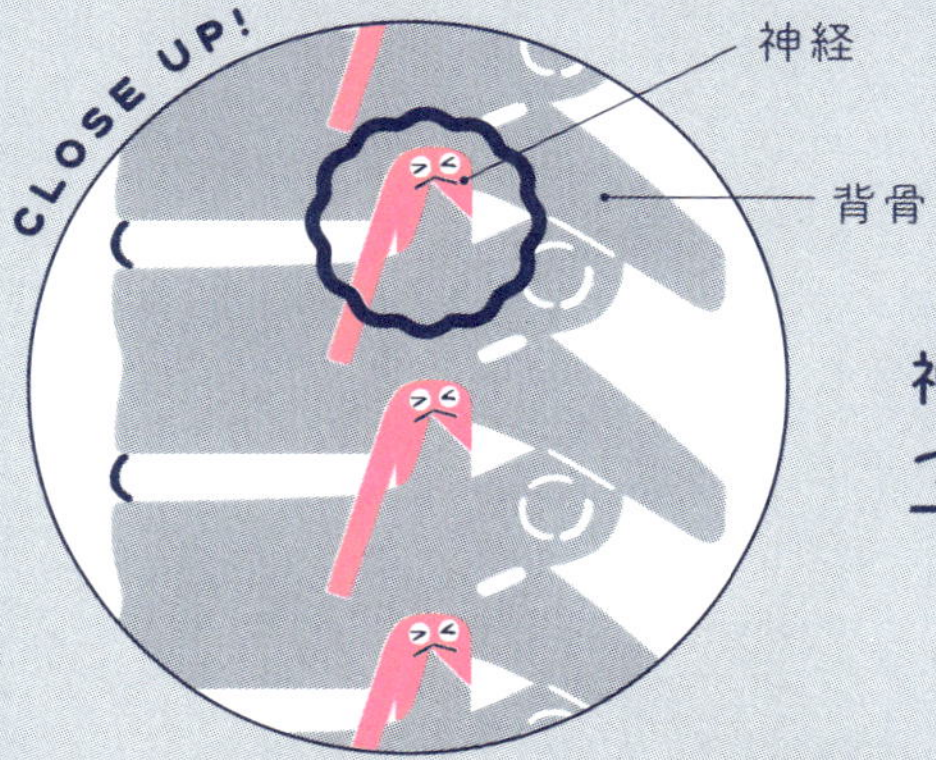

神経の通る空間が
つぶれている！

NG

間違った体の使い方。
体にうまく
信号が伝わっていない状態。
疲れやすくなる……。

CHECK 1

壁を背にして立ったとき、下の5点が壁につきますか?
壁と腰の間に手のひら1枚が入りますか?

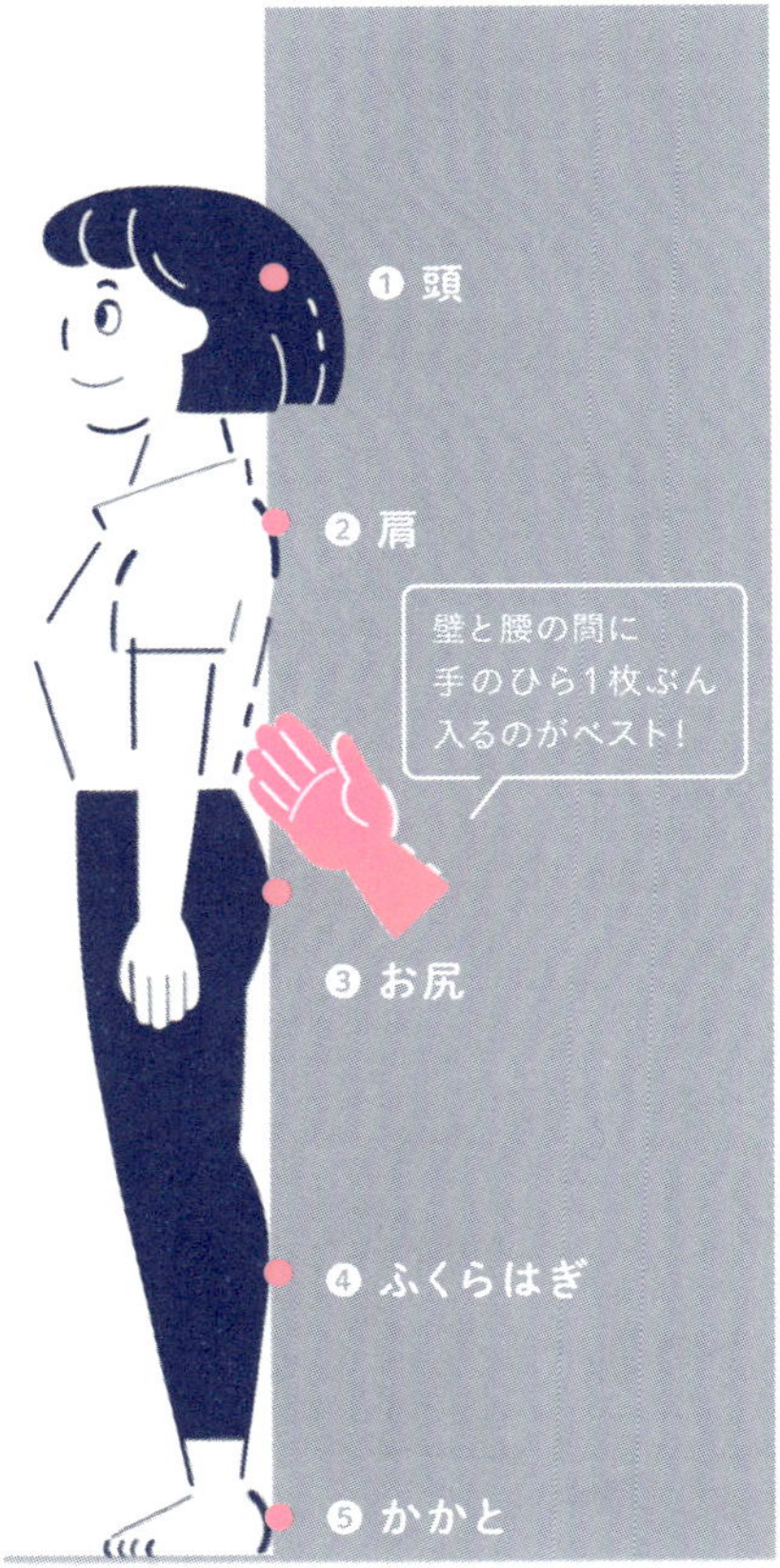
❶ 頭
❷ 肩
壁と腰の間に
手のひら1枚ぶん
入るのがベスト!
❸ お尻
❹ ふくらはぎ
❺ かかと

■5点全部がついて、手のひらが1枚入る
↓ 正しく体を使えている。

■どこか1点でもつかない部位がある
↓ 長期にわたって、間違った体の使い方をしている。動きの悪い筋肉、関節がある。

■手のひらが2枚以上入る
↓ 動かない筋肉がある。とくに股関節まわりがかたくなっている。

CHECK 2

片脚で60秒間立てますか？
目をつぶって、片脚で30秒間立てますか？

※途中2回まで足がついてもOK

■立っていられる ↓ 正しく体を使えている。

■立っていられない ↓ バランス能力、平衡感覚、筋力の低下。足の能力、感覚の低下。

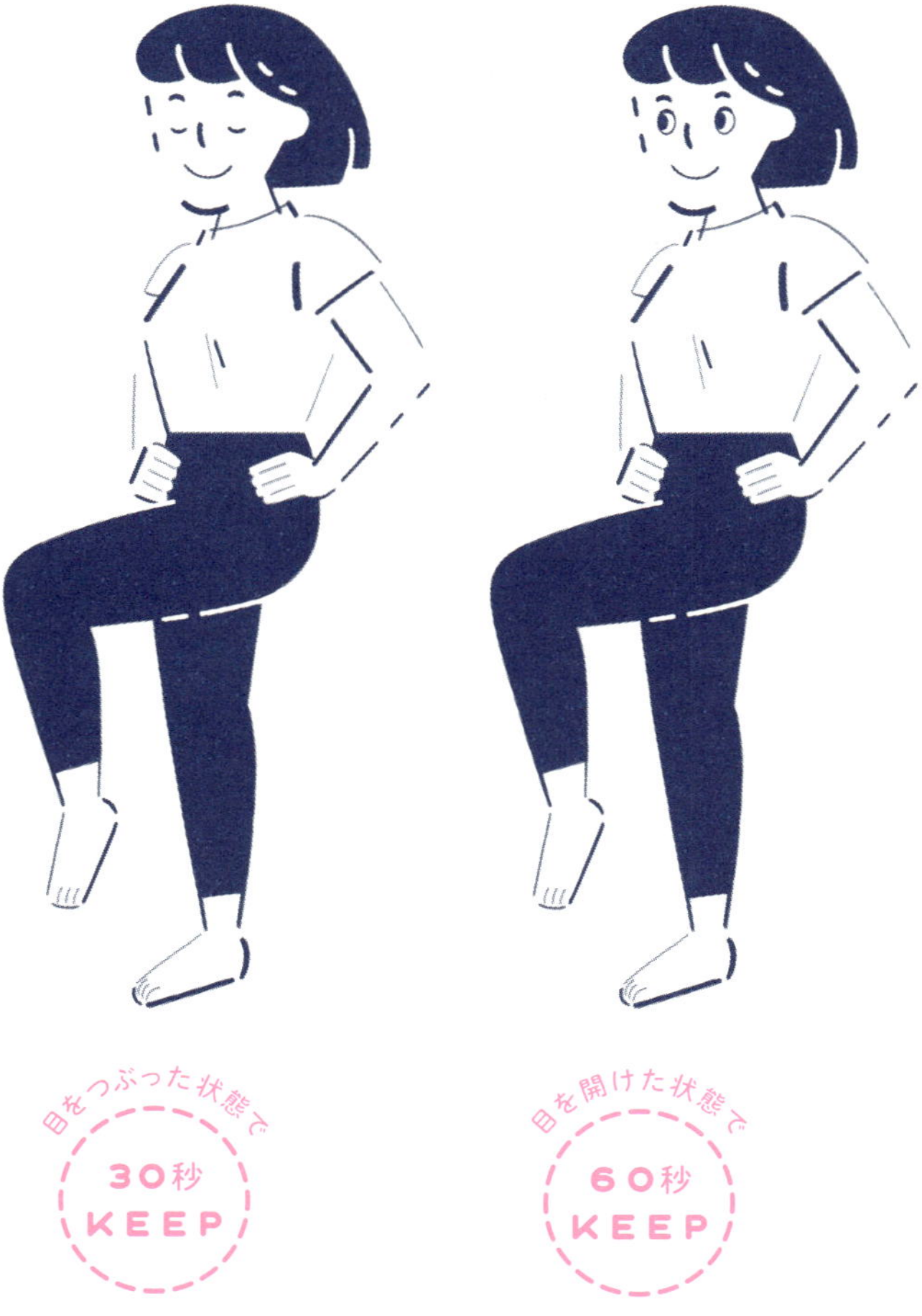
目をつぶった状態で
30秒
KEEP
目を開けた状態で
60秒
KEEP

〈参考〉理学療法科学　19(3):245-249,2004

CHECK 3 座った状態から、片脚で立ち上がれますか？

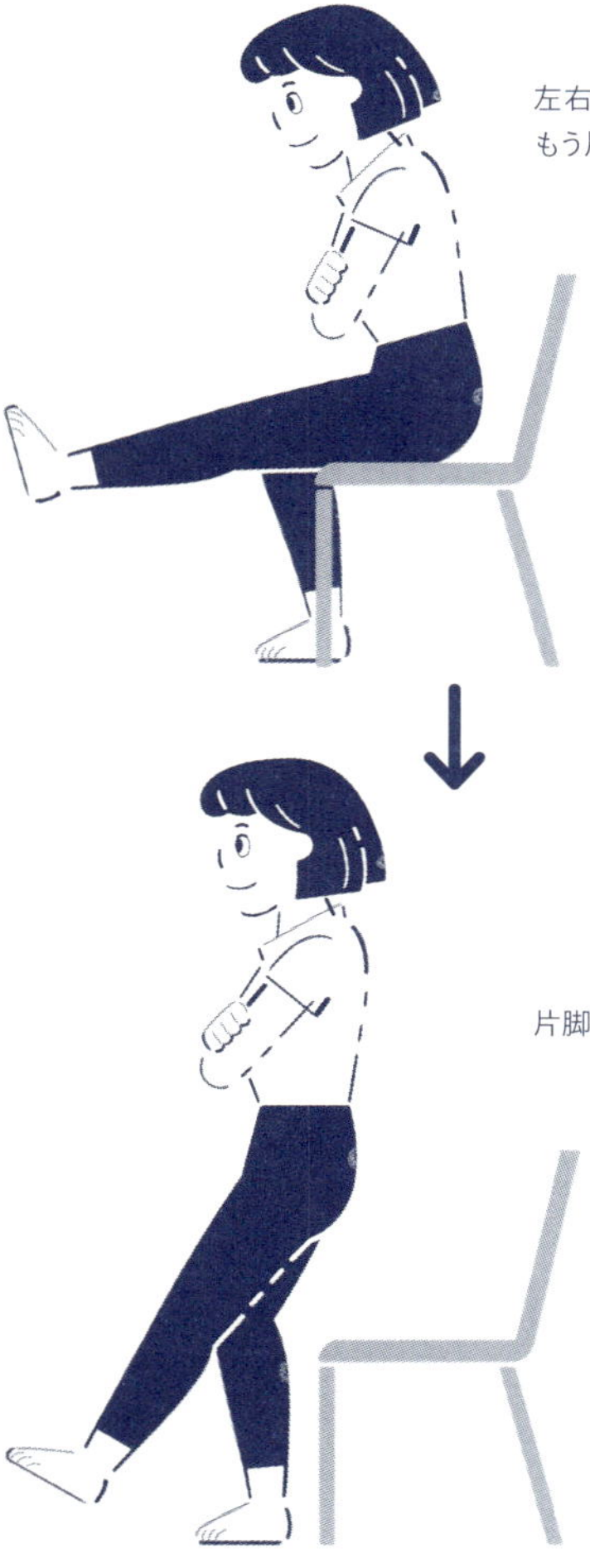

左右どちらかの脚を上げて、もう片方の脚で立ち上がる。

片脚を上げたまま3秒間キープ。

■**立ち上がれる** ↓ 正しく体を使えている。脚、とくに太ももに適切な筋力がある。

■**立ち上がれない、立ち上がるときにふらつく** ↓ 体を支える筋力、とくに脚の筋力が低下している。

〈参考〉（公社）日本整形外科学会ロコモ度テスト

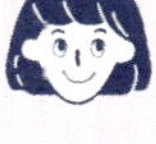

「調子いい！」がつづく体になるために

ここまでいかがでしたか？

体の使い方と不調は大きく関係していることをお話ししました。

この本では、不調知らず、疲れ知らずになるための、体の正しい使い方を紹介しています。「立つ」「歩く」「座る」といった基本の動作を始め、家事や休息タイムなどのさまざまな生活シーンで使える動きも網羅しました。

でも全項目を順番どおりにこなす必要はありません。できそうなページから始めてみてくださいね。

体を正しく使えるようになればなるほど、調子のいい体をキープできます。

正しい体の使い方ができるようになると……

- 調子のいい状態をキープできる
- 疲れにくくなる
- 肩コリ、腰痛などの不調が減る
- やる気がアップする
- やせる、スッキリする
- 婦人科系のトラブルが減る
- 肌のコンディションがよくなる
- 運動を始めたくなる
- 効率よく体を使えるようになる
- 休日にダラダラ過ごす自分にサヨナラできる
- 生きるのがラクになる！

～お疲れ度MAXなあなたに贈る～

な～んにもしたくない日は背伸びするだけでいい

シンプルな背伸びの動作をするだけで、体は自然と正しい位置におさまります。
その状態が、正しく体を使うための基本。
疲れすぎてページをめくる元気もない……というときは、まず背伸びだけを試してみて。

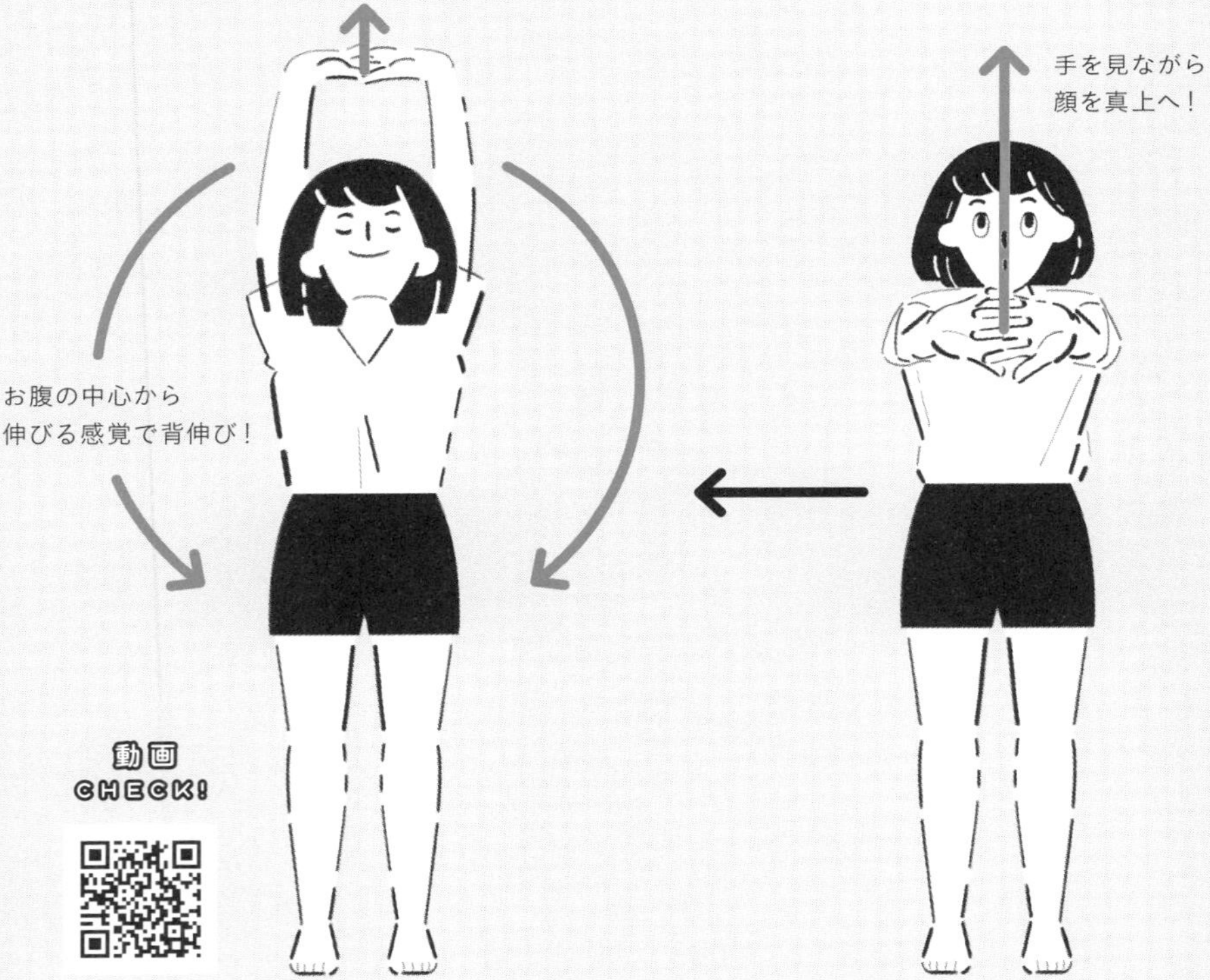
手を見ながら
顔を真上へ！
お腹の中心から
伸びる感覚で背伸び！

動画
CHECK!

2 顔を正面に戻して、体を上下に引き伸ばす。
両手を左右から大きく下ろす。

1 脚を肩幅に開いて、両手を胸の前で組む。
手の甲を見ながら、手と顔を真上に上げる。

体が正しい位置におさまると、ちょっとした動きもラクに感じられるように。「疲れた」「姿勢が崩れた」と感じたら、すぐに背伸びをしてみよう。背伸びをする前と、背伸びをした後で体の変化を感じられるはず。

PART 1

疲れない呼吸

PART 1

疲れない呼吸

疲れる

呼吸を忘れている

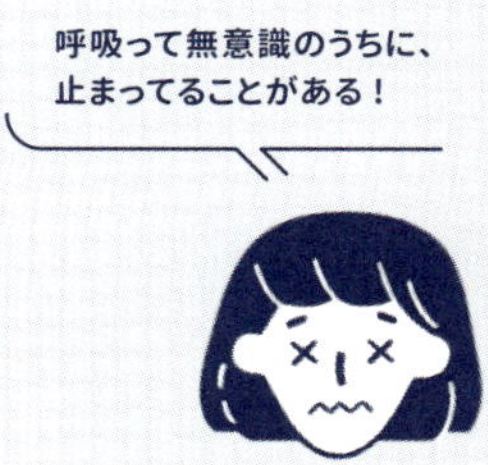
呼吸って無意識のうちに、
止まってることがある！

疲れない

1日1回ゆっくり深呼吸する

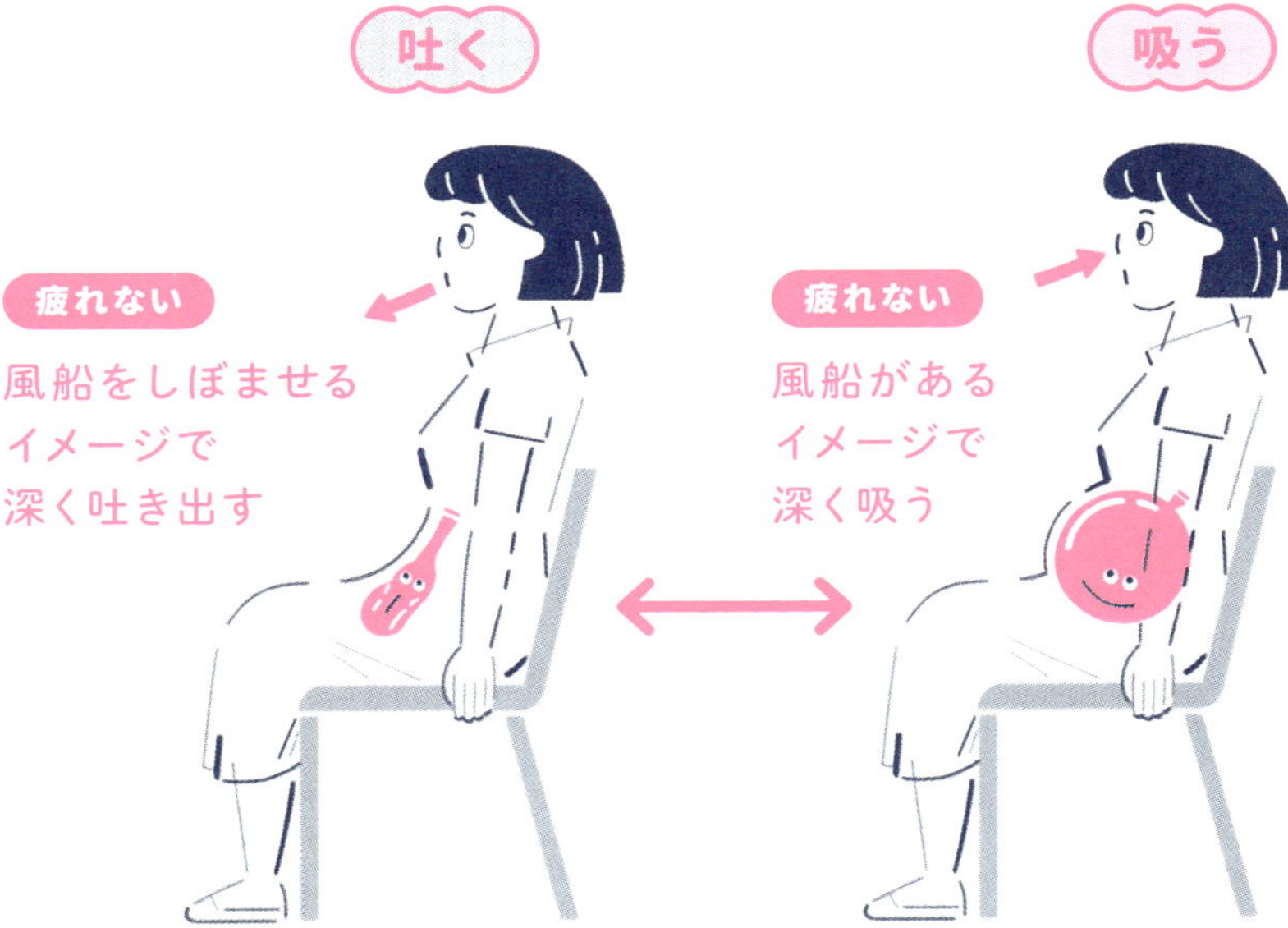

胸で息をすると疲れやすい

息を鼻から吸うと、お腹まで深く空気が行き渡り、リラックスしやすい。一方口から吸うと、胸での呼吸となり肩や背中の力を抜きにくく、呼吸は浅くなりがち。浅い呼吸は体内の酸素不足を招き、疲れの原因になる。

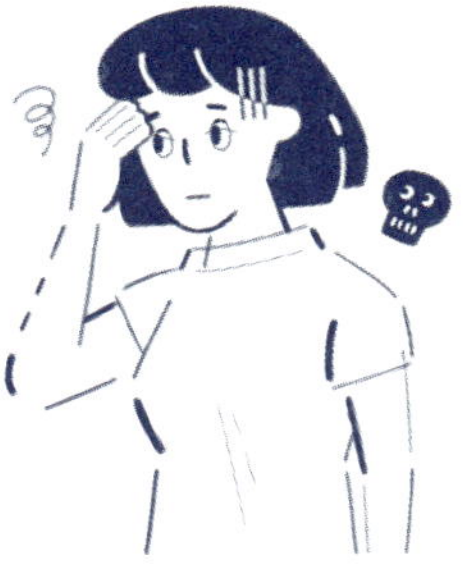

深い呼吸が横隔膜をしっかり動かす

横隔膜《おうかくまく》は、呼吸をする際に使われる筋肉。肺の動きと連動している。

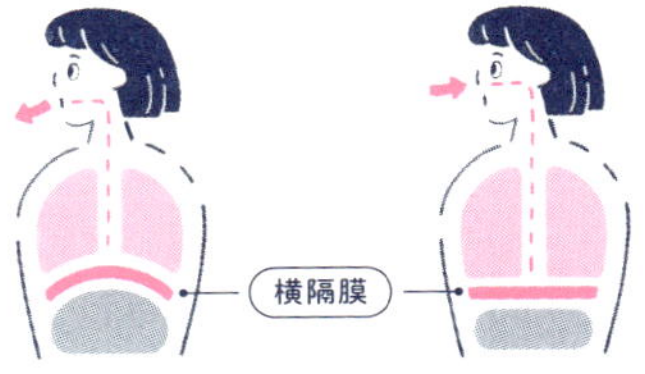

息を吐くと上がる　息を吸うと下がる

メモ

呼吸で体調をコントロール

呼吸は生きるために不可欠なもの。脳からの司令で無意識に行われているが、意図的にコントロールすることもできる。呼吸に意識を向けることは、体の調子を上げるための第一歩。

疲れない呼吸

疲れる

息をたくさん吸おうとする

疲れない

吐く息に意識を向ける

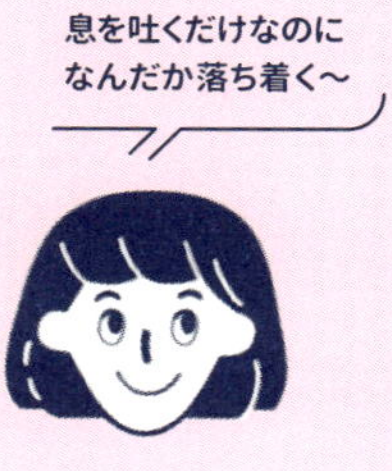
息を吐くだけなのに
なんだか落ち着く～

ゆっくり吐くと自律神経が整う

現代人は、緊張モードの神経である交感神経ばかりが働き、自律神経のバランスが乱れがち。息を長く吐くと心身のリラックスを促す副交感神経が働いて、自律神経のバランスが整いやすくなる。

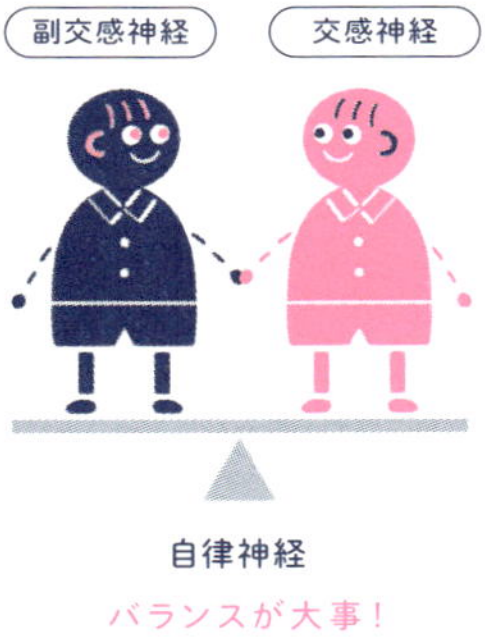

長く吐き出すとたっぷり吸い込める

息を長く吐くことで、新鮮な空気をたっぷり吸い込める。7秒間は睡眠中など安静時の呼吸よりもゆっくりのペース。

疲れない

吐く息を意識すると呼吸は自然と深くなる

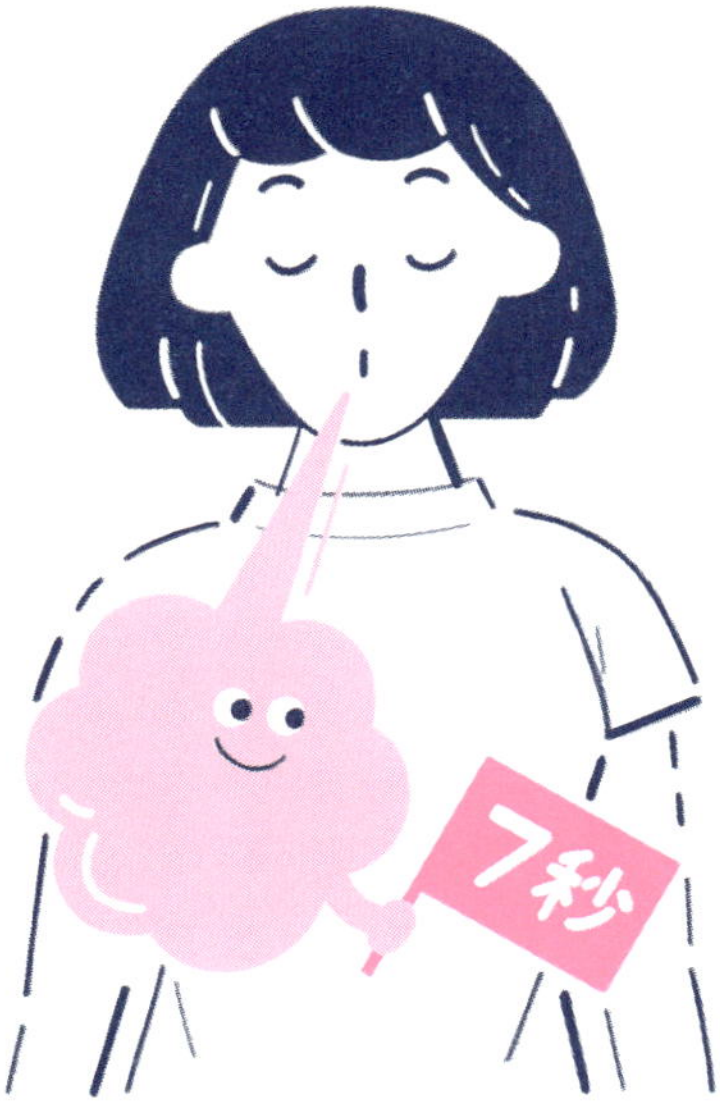

疲れない

疲れたときは口をすぼめて7秒かけて息を吐く

メモ

息は「吐いて吸う」もの

呼吸の「呼」は、吐く息のこと。赤ちゃんは「オギャー」と息を吐きながら生まれ、その後初めての空気を吸い込んでから、生きている間はずっと呼吸をつづける。呼吸は「吸って吐く」のではなく「吐いて吸う」のが正しい順序。しっかり「吐く」ことを、なによりも大切にしたい。

PART 1

疲れない呼吸

疲れない

息を止める時間をつくると換気が促される

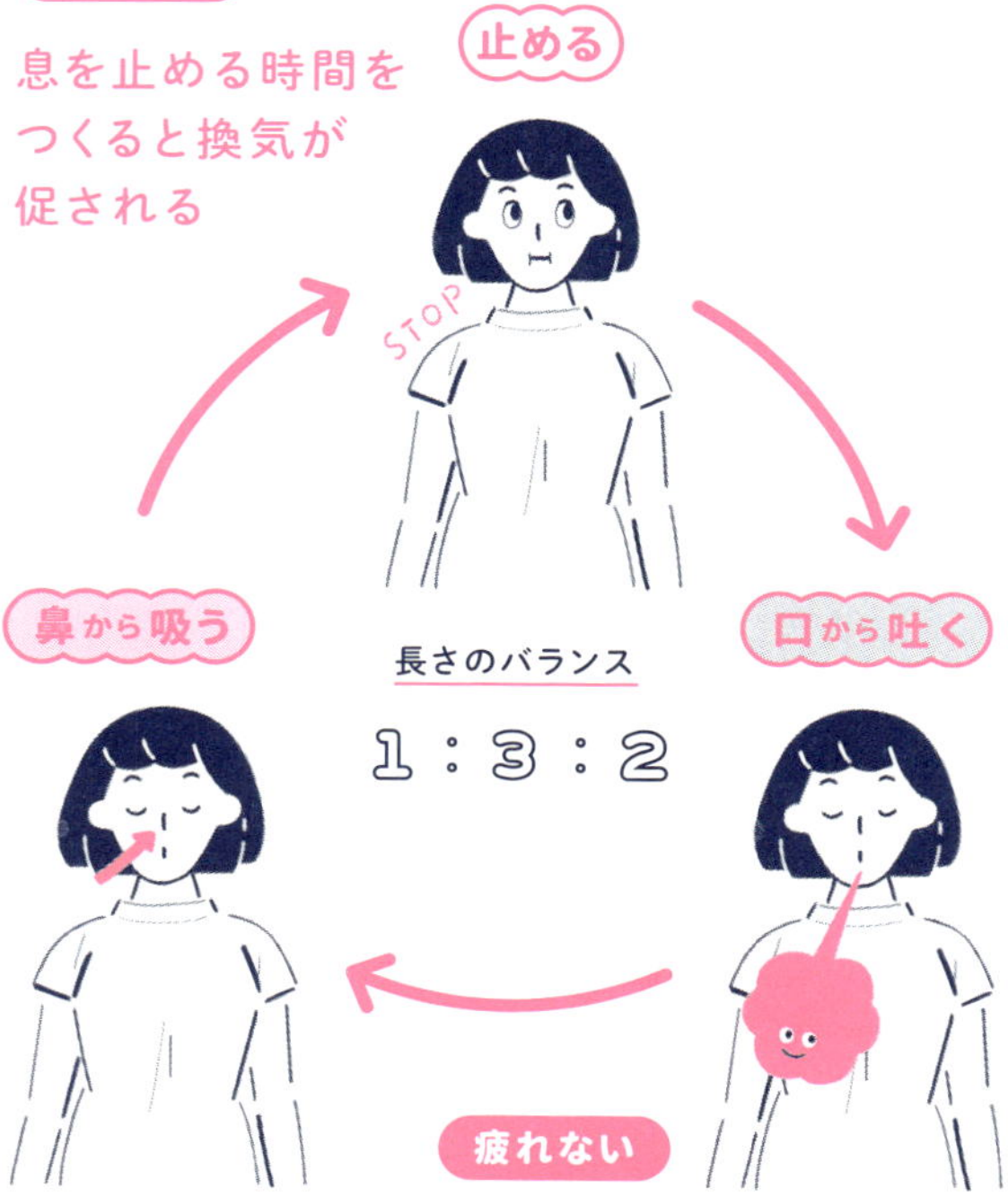

疲れない

吸う息の2倍の時間をかけて吐く

疲れる

呼吸が速すぎる

深呼吸より、さらに深い呼吸で調子UP！

吸う→止める→吐くの長さを、それぞれ1:3:2のバランスで行う。たとえば5秒吸って15秒止めて10秒吐く。（最初は3秒→9秒→6秒くらいから始めてもOK）。これを2回くり返すと、一般的な深呼吸に比べて肺の換気が促される。

PART 2

疲れない立ち方

疲れない立ち方

疲れる

まっすぐ立てていない

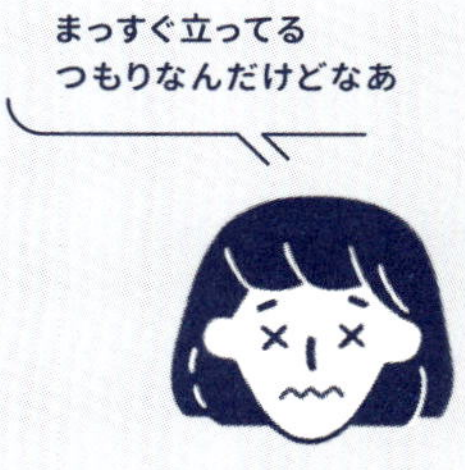
まっすぐ立ってる
つもりなんだけどなあ

疲れない

背中をまっすぐにして立つ

壁につかないのは体のゆがみが原因!?

5点のうち壁につかない部位があるなら、体がゆがんでいる可能性大。現代人はとくに肩とふくらはぎがつかない人が多い。

NG

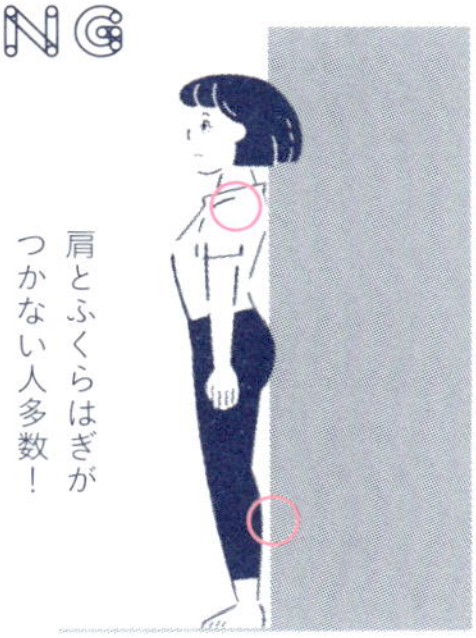

肩とふくらはぎがつかない人多数！

壁と腰の間は手のひら1枚ぶんが理想

2枚以上入るのは、腰が反りすぎている証拠。腰痛の原因にもなるので要注意。女性は反り腰になりやすい傾向がある。

NG

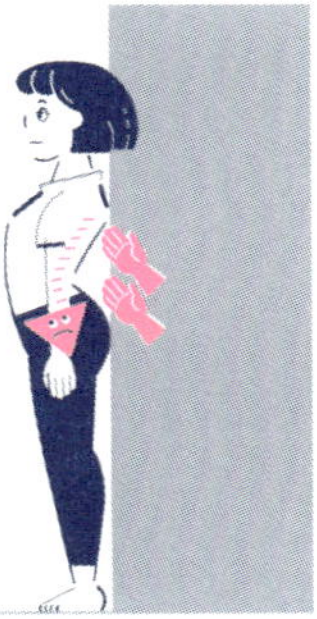

疲れない

壁に5点をつけて立つ

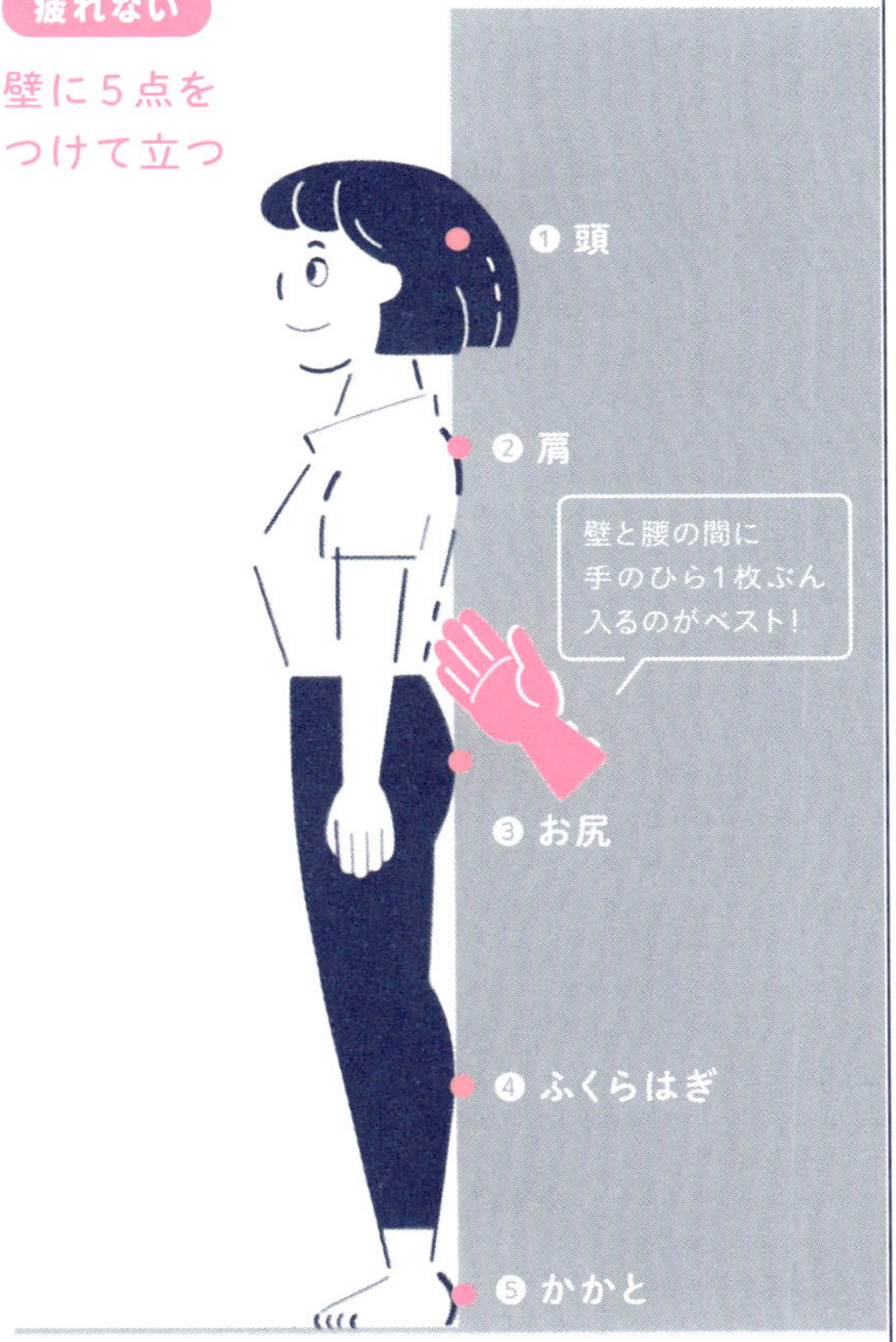

❶ 頭
❷ 肩
壁と腰の間に手のひら1枚ぶん入るのがベスト!
❸ お尻
❹ ふくらはぎ
❺ かかと

疲れない

週に一度は壁の前に立ってチェック

メモ

自分の姿を写真に撮ってみる

「よい姿勢」と自分で思っている姿勢が、じつは間違っていることも。とくに横からの姿勢は自分では確認しにくいので、だれかに写真を撮ってもらうのがおすすめ。

疲れない立ち方

疲れる

立つと背中が丸まる

疲れない

耳の後ろを引き上げるように立つ

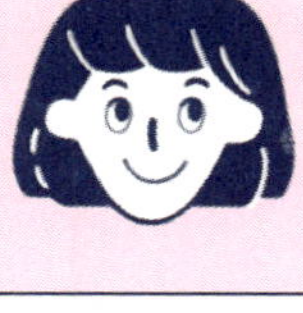
耳の後ろを意識する
だけなのに全身が
変わったみたい！

「耳」ではなく「耳の後ろ」を引き上げる

意識したいのは、耳から1cmほど後ろにある、さわるとかたい骨(乳《にゅう》様《よう》突《とっ》起《き》)。この1cmの差が正しい姿勢を導くために大切。

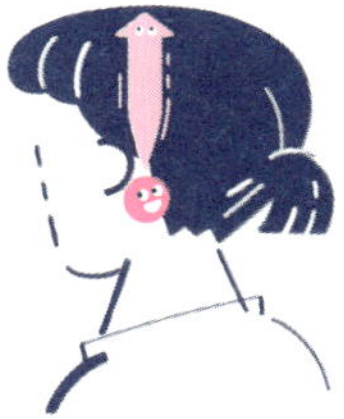

体が自然と正しい位置におさまる

耳の後ろを引き上げると、下の3つが同時にできて重心が自然と真ん中に移動。背骨は正しいS字カーブにおさまり、体への負担がぐっと減る。

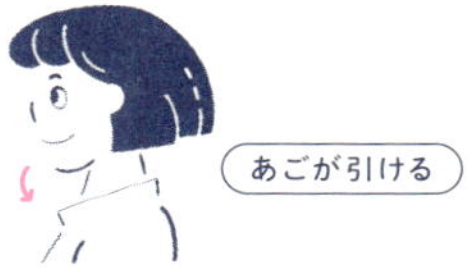
あごが引ける

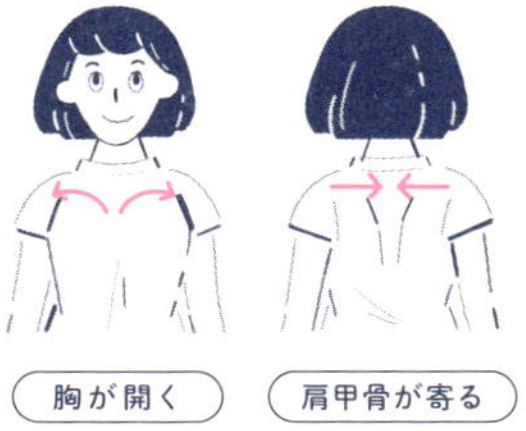
胸が開く
肩甲骨が寄る

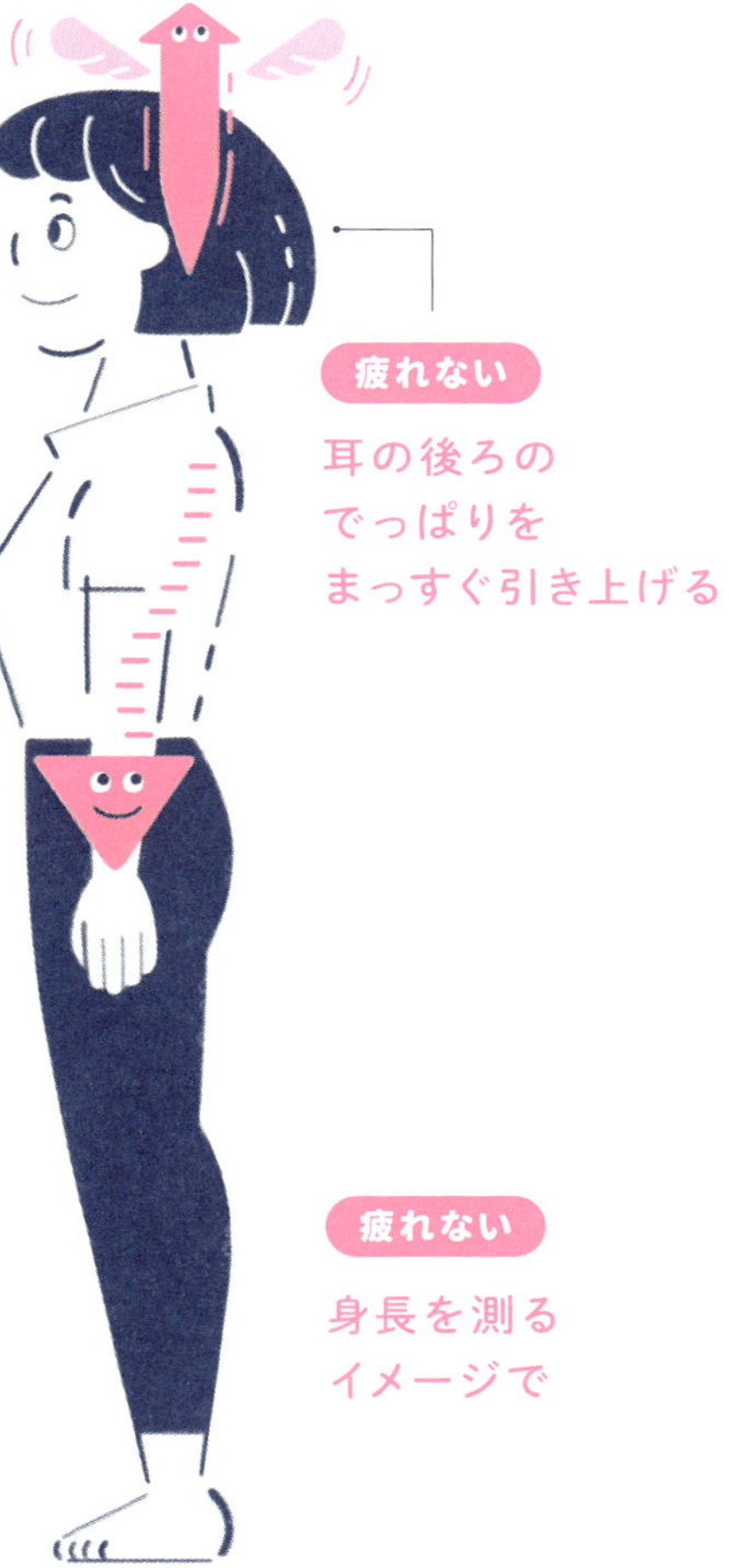
疲れない
耳の後ろのでっぱりをまっすぐ引き上げる
疲れない
身長を測るイメージで

メモ

気づいたらいつでも「耳の後ろ引き上げ」を

立つとき以外にも、歩くときや走るとき、座り仕事をしているときなど……。あらゆる日常の動作で「耳の後ろ引き上げ」を意識すると姿勢が自然と整い、調子のいい状態をキープできる。

疲れない立ち方

疲れる

立つと腰が反る

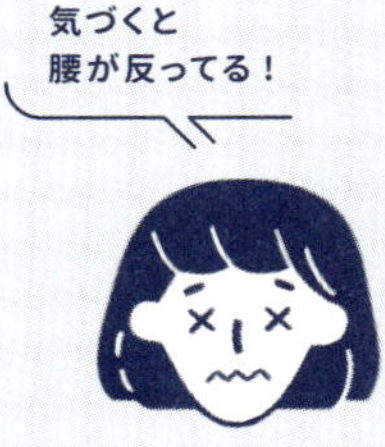

疲れない

お腹まわりを締め、腰をまっすぐにして立つ

反り腰が原因かも?!

お尻を突き出すような姿勢で立ったり、座ったりしすぎてお腹まわりの筋肉を使わずにいると、反り腰になりやすい。腰痛をはじめ多くの不調につながるので要注意。

反り腰が招くトラブル

- 腰痛
- 肩や背中のコリ
- 脚のむくみ
- 内臓下垂
- ぽっこりお腹

反り腰にも「耳の後ろ引き上げ」

P.33で紹介した方法で耳の後ろを引き上げて立つと、お腹まわりが引っ張られて体幹が働く。この感覚を意識しつづけられると、自然に反り腰が防げる。

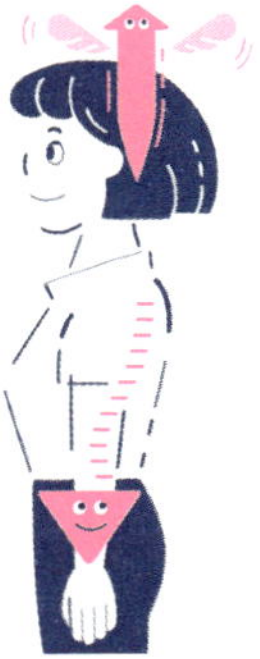

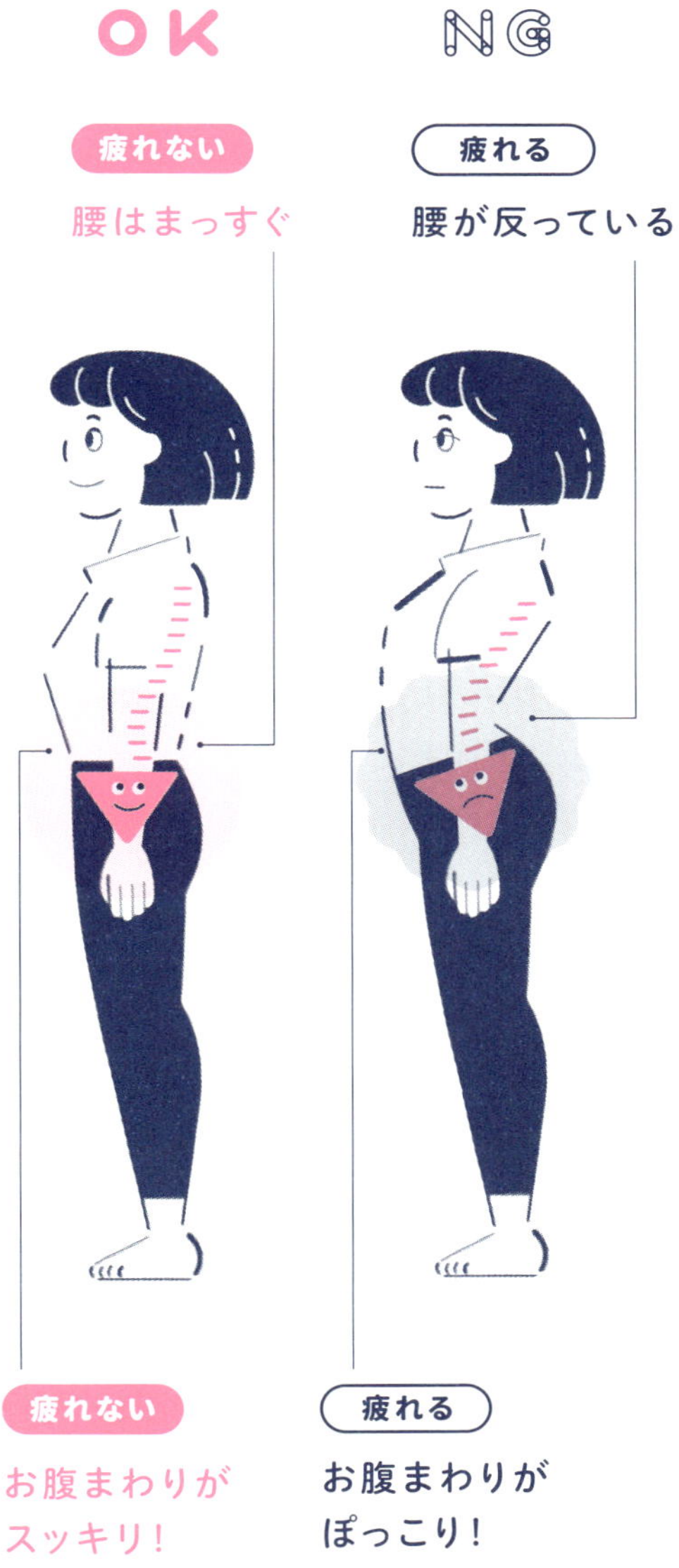

OK
NG
疲れない
腰はまっすぐ
疲れる
腰が反っている
疲れない
お腹まわりがスッキリ!
疲れる
お腹まわりがぽっこり!

PART 2

疲れない立ち方

疲れない

気づいたら、背伸び

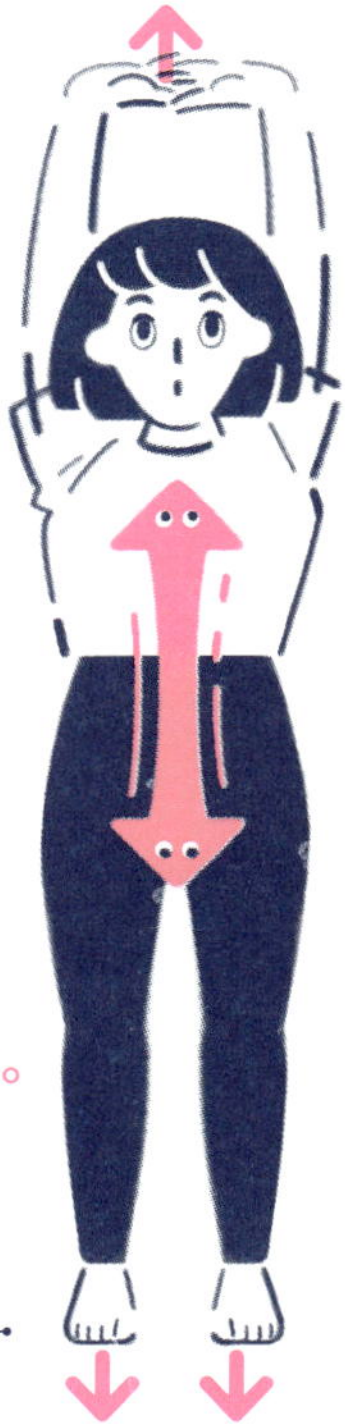

疲れない

両手を組み
手のひらを
天井に向けて
大きく伸ばす

疲れない

足は肩幅に
開いて平行に。
足指は
まっすぐ前へ

効果を高める背伸びのやり方

❶足は肩幅に開いて、平行になるように。両手は胸の前で組む。

❷手の甲を見ながら、手と顔を真上に上げて体を上下に引き伸ばす。

❸顔を正面に戻して、両手を左右から大きく下ろす。

※くわしい解説はP.144参照

背伸びは丹田の力が必要

背伸びをするとおへその下あたりに力が入る。ここは気が集まるといわれる「丹田《たんでん》」。手を下ろしたあとも、丹田に力を込められた感覚を覚えておくと、正しい姿勢をキープしやすい。

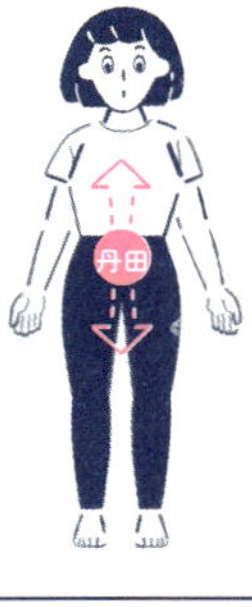

メモ

疲れを感じたら、すぐに背伸び

背伸びをすると、体の各部位が正しい位置におさまって姿勢が整う。ストレッチ効果もあるので気分転換にも。「立っているのが疲れたな」「姿勢が崩れてきたな」と感じたらいつでも背伸びをしよう。

疲れない

足裏の3点を意識して立つ

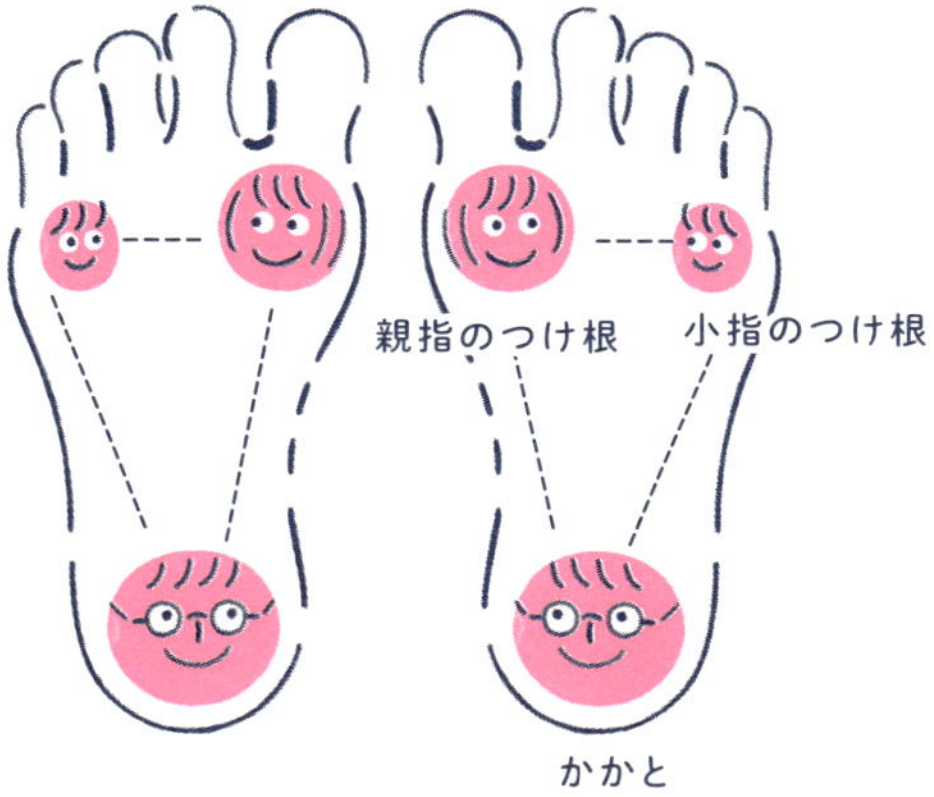

疲れない

3点を意識。かかとに少しだけ体重をのせると体が安定する

3点を意識しにくい人はつま先を一度上げて

5本指を一度全部持ち上げてから、まず親指を下ろす。さらに、ほかの指を下ろすと、3点を意識しやすくなる。

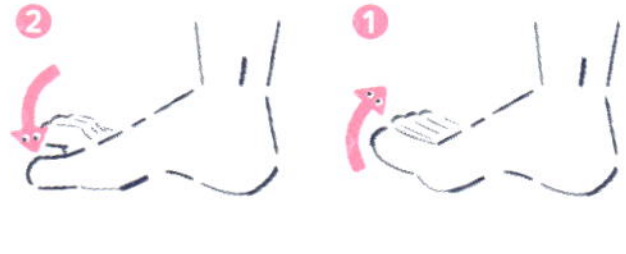

メモ

脚の疲れは足裏から！

重心が3点のどれかにかたよると、立ったときに体が不安定に。脚が疲れやすくなったり、ゆがみや痛みの原因になったりもする。

疲れない立ち方

疲れない

立ち仕事がつづいたら脚のつけ根を動かす

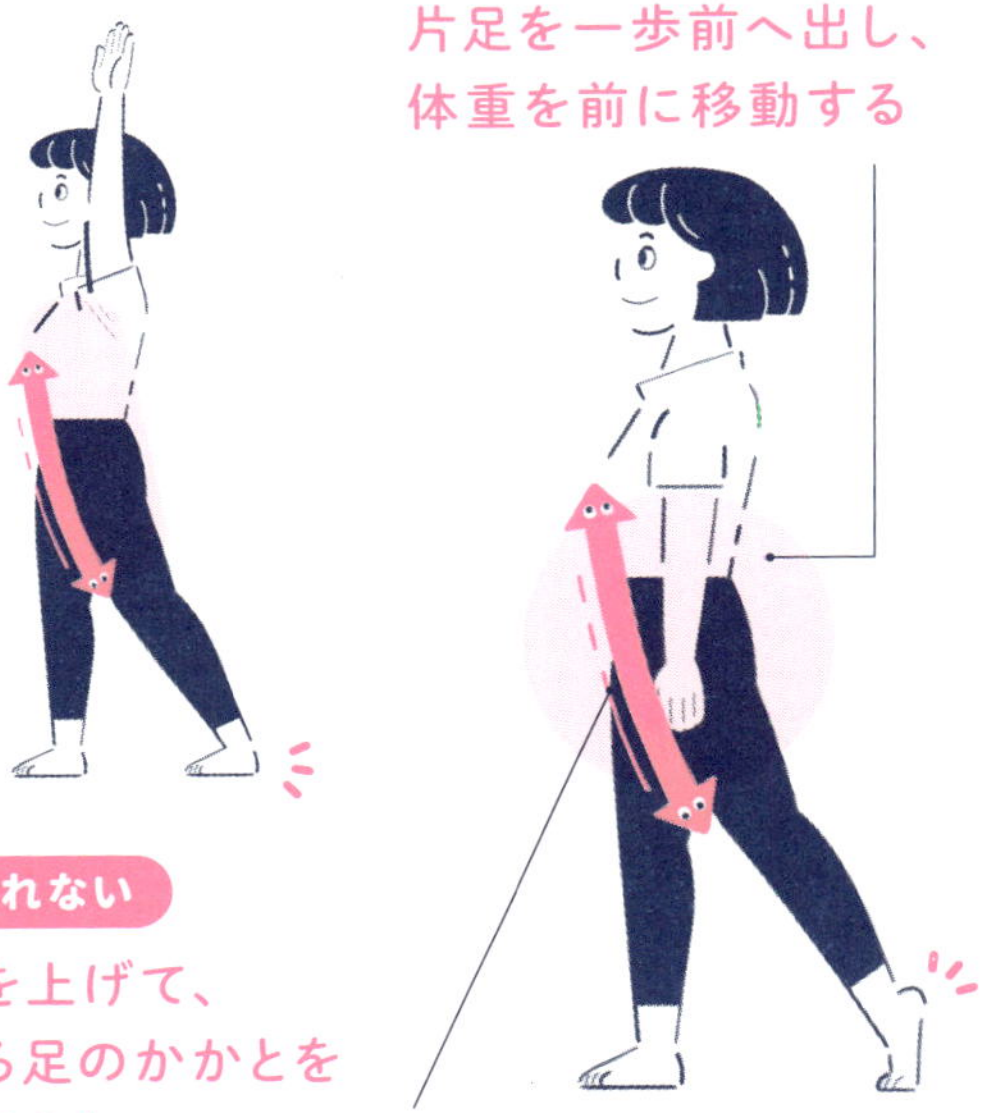

疲れない

片足を一歩前へ出し、
体重を前に移動する

疲れない

手を上げて、
後ろ足のかかとを
つけると、
全身が伸びる

疲れない

脚のつけ根が伸びる

じっと休むのは疲れのもと！

立ちっぱなしがつづくと、脚のつけ根を通る太い血管の流れが滞り、疲れやだるさの原因に。立ち仕事などで休憩する際は、じっと座って休むだけではなく、脚のつけ根を積極的に動かしたほうが、滞りが解消されて疲れがとれやすくなる。

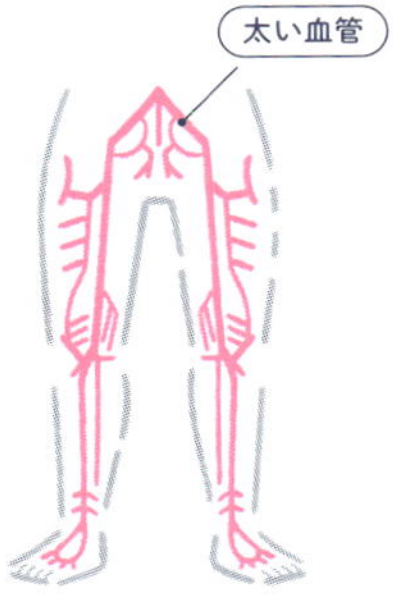

これならいつでも
さりげなくできそう♪

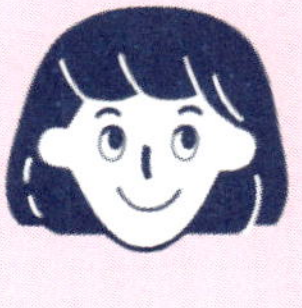

疲れない

靴の中で足指ストレッチをする

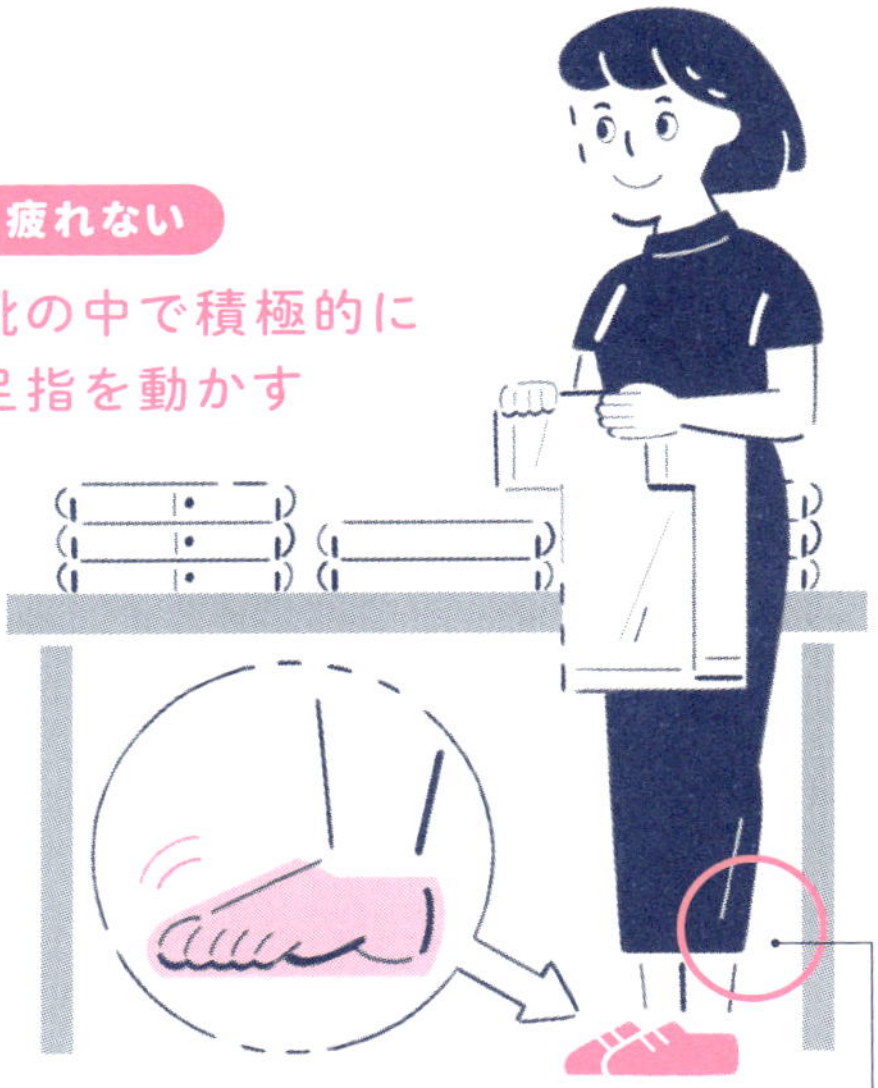

疲れない

靴の中で積極的に足指を動かす

疲れない

ふくらはぎのストレッチにもなり脚全体が疲れにくくなる

すき間時間につま先立ちをしても効果アリ

- 歯みがきをしながら
- 皿洗いをしながら
- 列に並んでいる間に
- 電車の中で

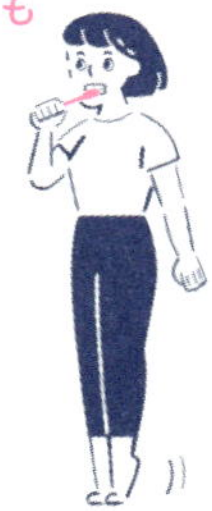

ふくらはぎをほぐすと脚の疲れが軽減

ふくらはぎは「第二の心臓」ともいわれ、下半身にたまった血液を心臓に戻すポンプの働きがある。ふくらはぎが固まって血流が滞ると、全身の血流も悪くなり、疲れはたまる一方。気づいたら、こまめにほぐすことが、疲労予防に。

PART 2

疲れない立ち方

5本指ソックスを履く

5本指ソックスを履くと、素足に近い状態でいられるので疲れにくい。足指が自由に動くと、地面をしっかり踏みしめられて、調子よく歩けるように。

足の小指を意識する

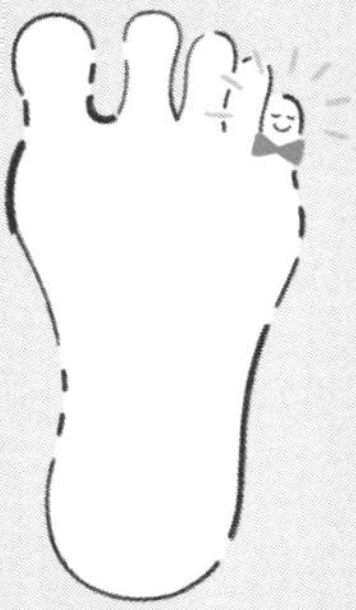

靴の影響もあり、とくに女性は足の小指の筋力が弱っている人が多い。小さくなったり変形したりするのは、小指を使えていない証拠。小指にもしっかり力を込めて。

ゴルフボールで刺激

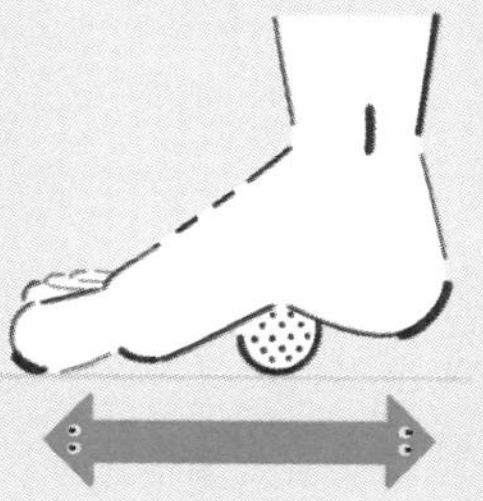

脚が疲れたときは、ゴルフボールで足裏をやさしくマッサージすると疲れがとれる。足裏の感覚も高まり、正しい立ち方ができるように。ゴルフボールがなくても、かたくて皮膚を傷つけないものならOK。

足の爪とお疲れ度

足のケアは、心に余裕がないと後回しになりがちなもの。足の爪が伸びっぱなしのときは、メンタル面を含め、疲れがたまりすぎていないか振り返りたい。

PART 3

疲れない歩き方

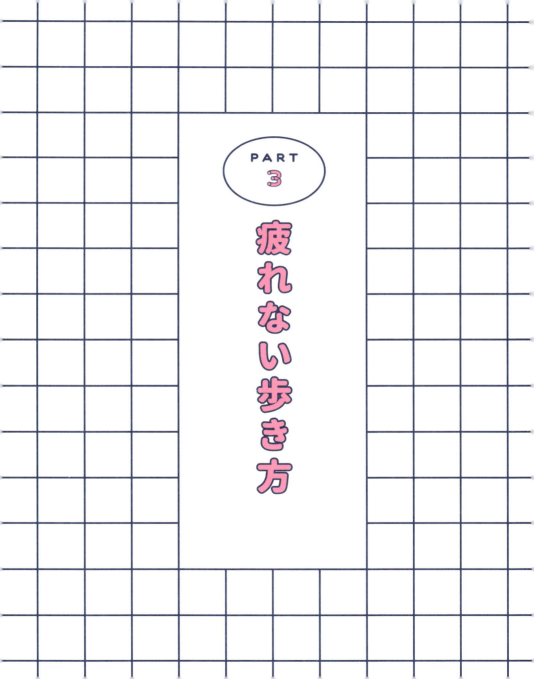

PART 3

疲れない歩き方

疲れない

みぞおちから
脚が生えているように歩く

疲れる

脚だけで歩く

ただ歩くだけで
しんどい……

歩きながら耳の後ろを引き上げる

姿勢が崩れたと感じたらまずここを意識しよう!(P.33参照)

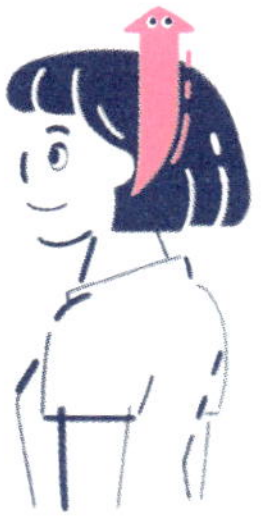

自然に背すじが伸びる

脚の始まりはそけい部ではない?!

じつは、脚の始まりは背骨。脚は腸腰筋《ちょうようきん》と呼ばれる体幹の筋肉によって、背骨から引っ張り上げられるようにつながっている。だからみぞおちあたりから脚を動かすように意識すると、本来の脚の力を発揮しやすい。

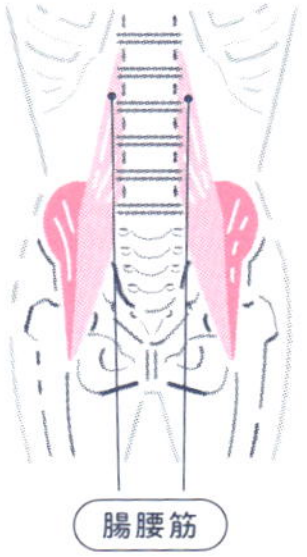
腸腰筋

脚の始まりはここ!

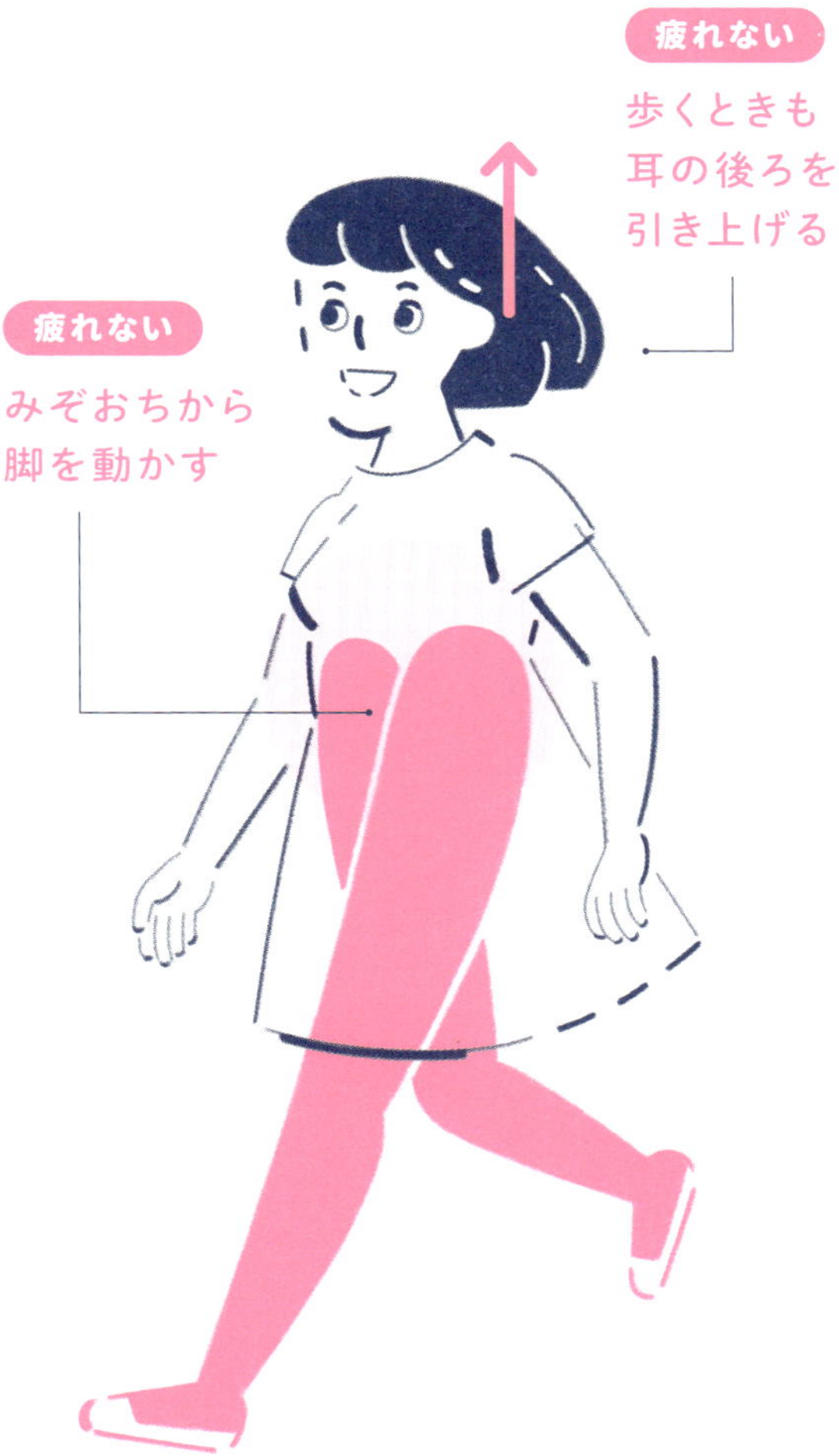
疲れない
歩くときも耳の後ろを引き上げる
疲れない
みぞおちから脚を動かす

メモ

いちばん持久力の高い生き物は「人間」

人間はほかの動物に比べて、長距離を歩きつづける能力が高いといわれている。二足歩行によって、脚をスムーズに前に出せるようになり、獲物を追いかけるうちに持久力が進化したそう。

疲れる

外股で歩く
内股で歩く

疲れない

ひとさし指を進行方向に向けて歩く

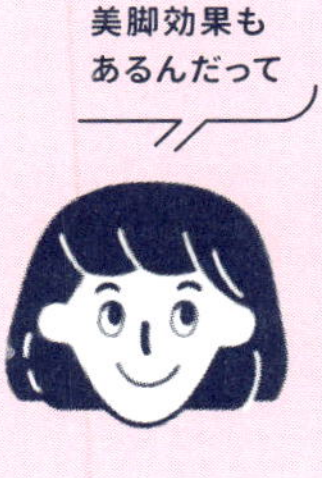
美脚効果も
あるんだって

ひとさし指が平行になるように

ポイントは親指ではなく、ひとさし指をまっすぐ前に向け、左右平行にそろえること。いつもより内股になる感覚の人もいるかもしれないが、それくらいがもっとも正しい歩き方。

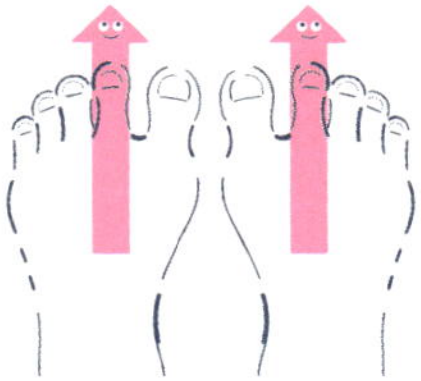

靴の裏が教えてくれる

靴裏が左側だけ、右側だけなど、偏ってすり減るのは、歩行時の姿勢が崩れている証拠。バランスよく歩けていると靴の前側(指のつけ根あたり)がすり減るはず。歩き方を意識するためにも、靴の裏側の状態をこまめにチェックしよう。

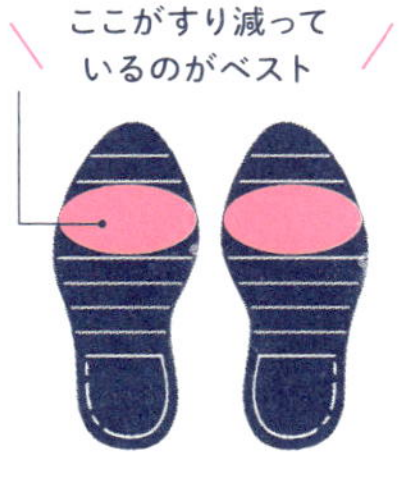
ここがすり減って
いるのがベスト

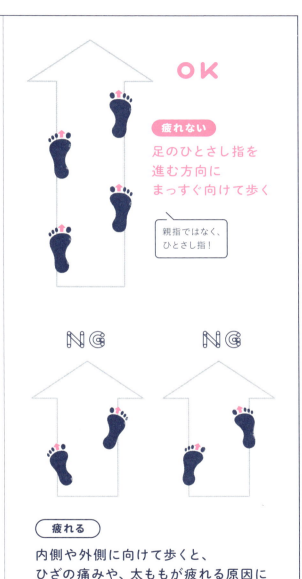

OK

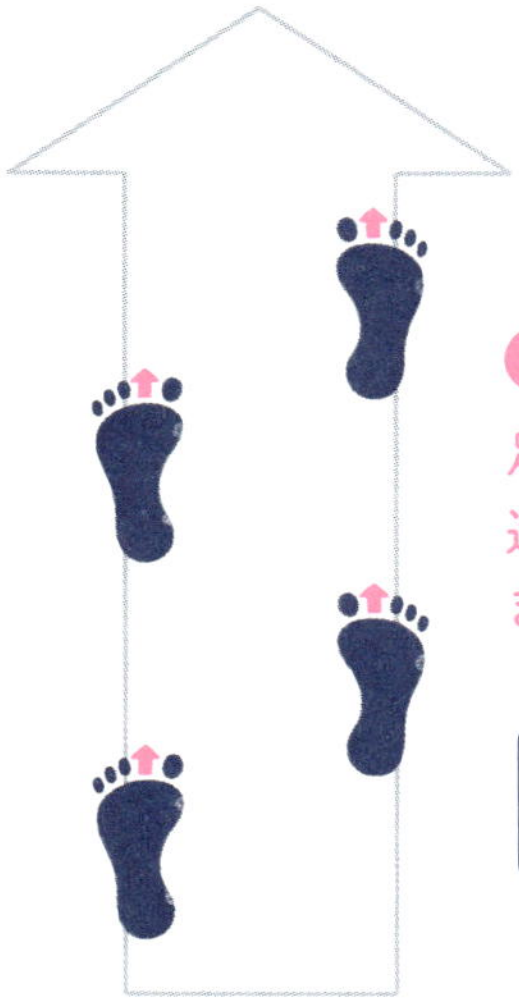

疲れない

足のひとさし指を進む方向にまっすぐ向けて歩く

親指ではなく、
ひとさし指！

NG　NG

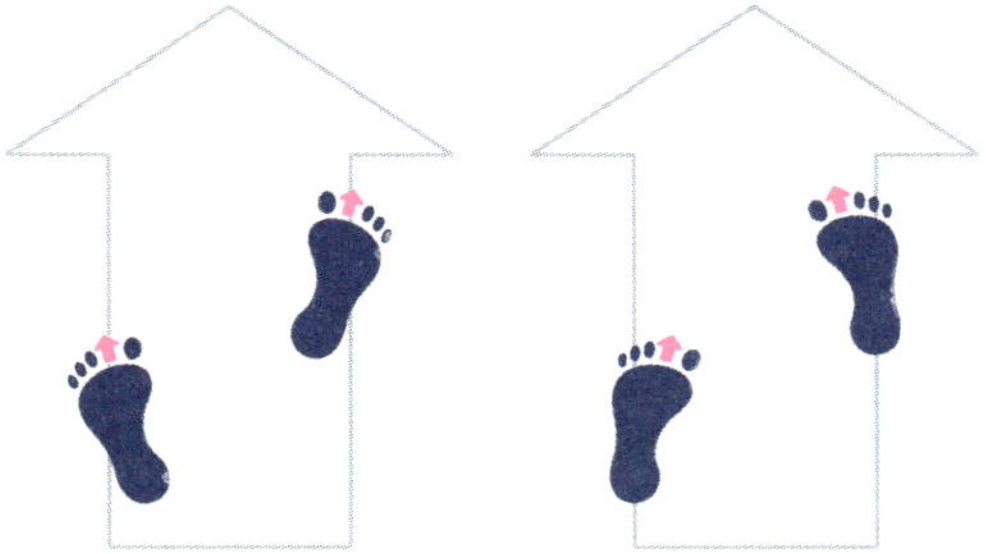

疲れる

内側や外側に向けて歩くと、ひざの痛みや、太ももが疲れる原因に

PART 3

疲れない歩き方

疲れない

歩くときは、上半身を傾ける

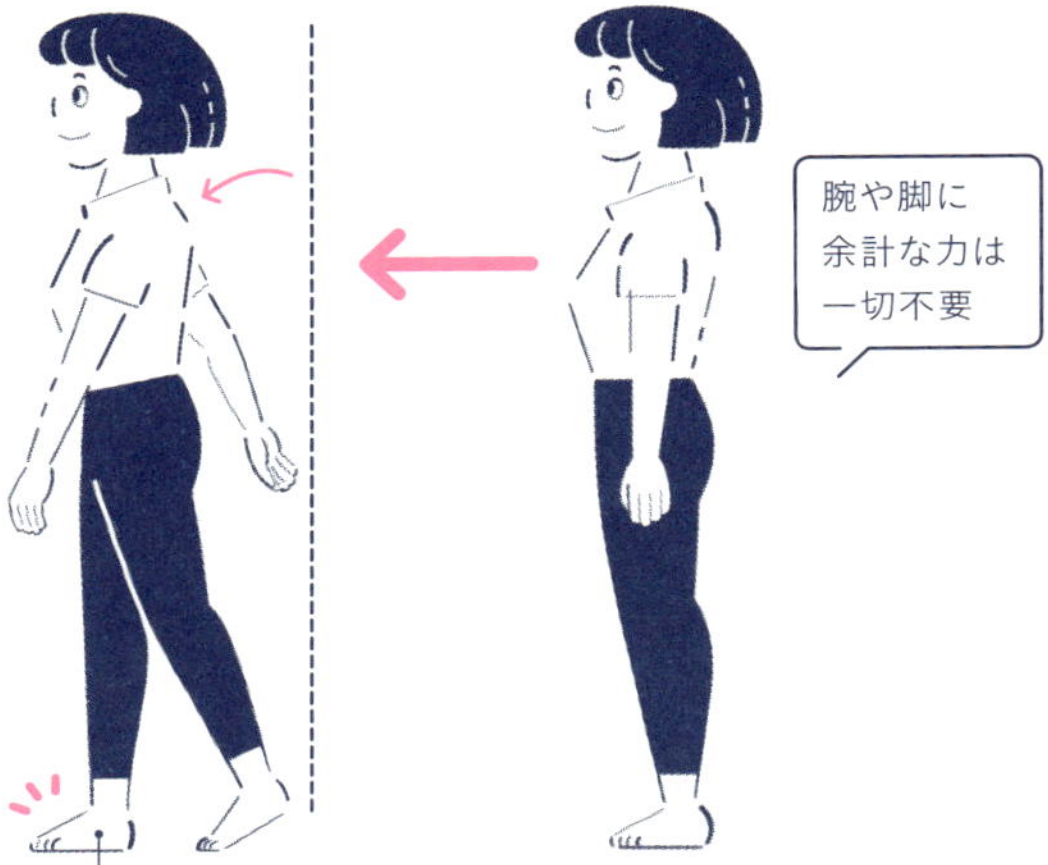
腕や脚に
余計な力は
一切不要

疲れない

傾けた体を
支えようとして、
自然に足が出る

疲れない

背すじを伸ばしたまま
前に少し傾ける

脚の力で歩こうとするから疲れてしまう

NG

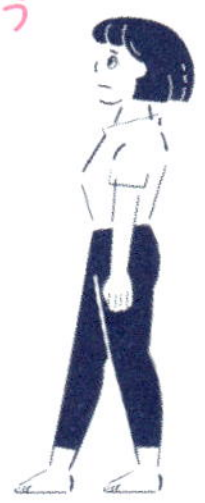

脚の力で歩こうとすると、ムダな力が生じて疲れてしまう。姿勢に偏りがなければ、体をほんの少し前に傾けるだけで、足は自然に前に出る。

メモ

立ち止まったら姿勢をチェック！

信号待ちなど立ち止まったときは、背中が丸くなっていないか、反り腰になっていないかなど、姿勢をチェックするチャンス。耳の後ろを引き上げ（P. 33 参照）、歩き疲れて崩れてきた姿勢をリセットしよう。

疲れない
行きたい方向を見ながら歩く

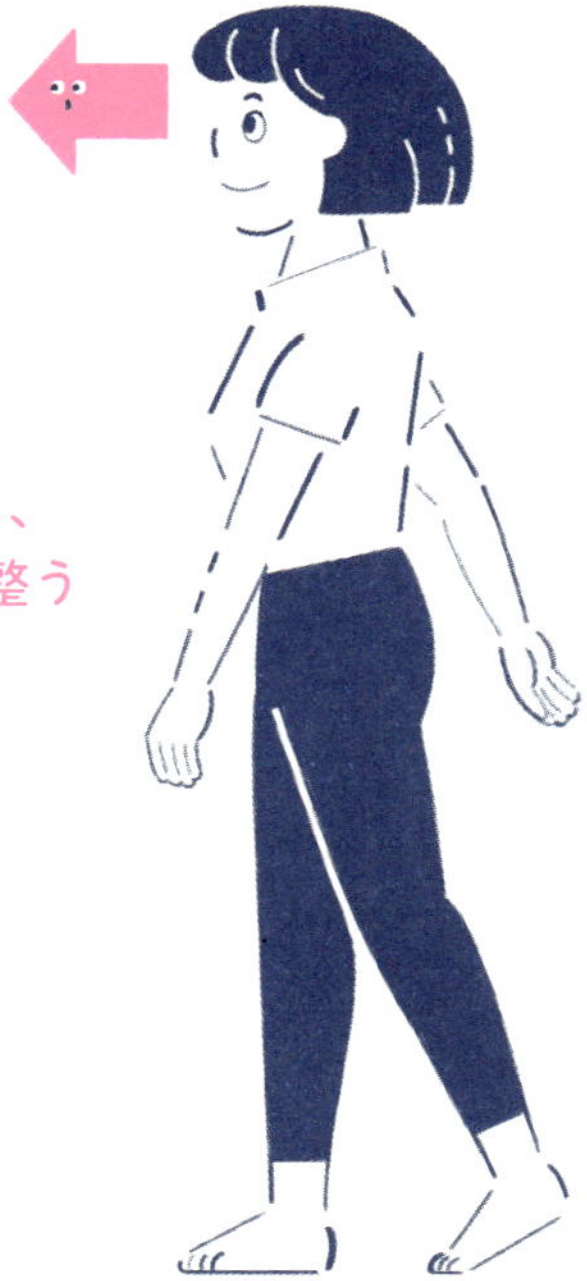

疲れない

目線を上げて、
進行方向を
見ながら歩くと、
自然に姿勢が整う

うつむくとお腹に力が入らない

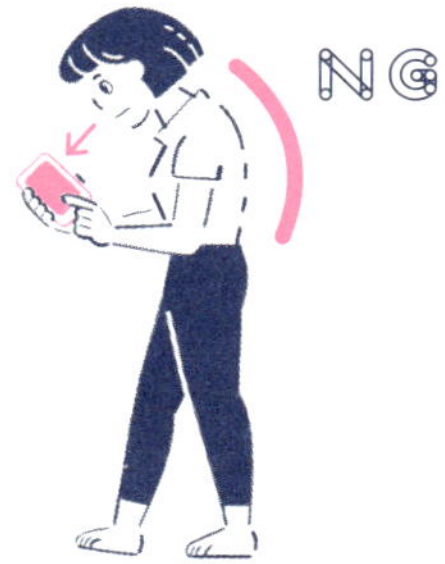

下を見ながら歩くと、背中が丸まってお腹まわりの力が抜ける。すると重心も下がり、脚が重たくなるので疲れやすい状態に。歩くときは、スマホから目を離し、顔を上げて進行方向を見よう。

PART 3

疲れない歩き方

疲れない
通勤用とオフィス用の靴を用意する

オフィスで

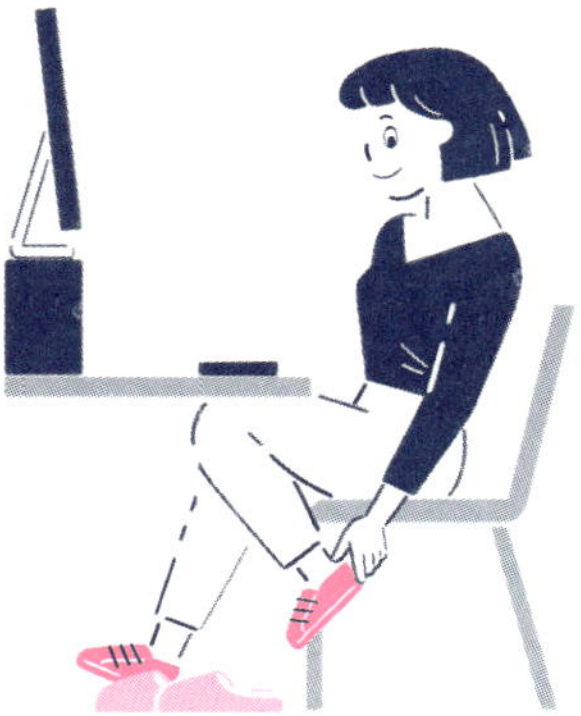

疲れない

オフィスなどの
室内では
指が自由になる靴に

通勤で

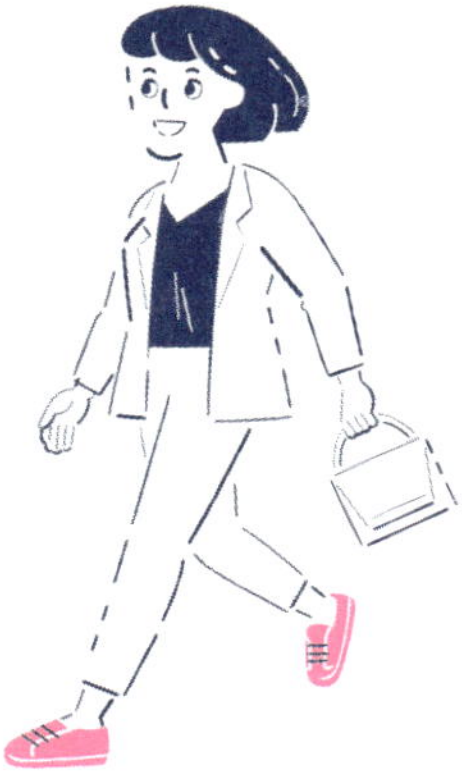

疲れない

靴底がやわらかい
タイプの靴で
通勤する

靴底はやわらかいほうが疲れない

足裏の動きによって適度に曲がるやわらかい靴底と、足指を動かせる余裕があるかどうかがポイント。靴自体が重たすぎないことも大切で、可能ならスニーカーがベスト。

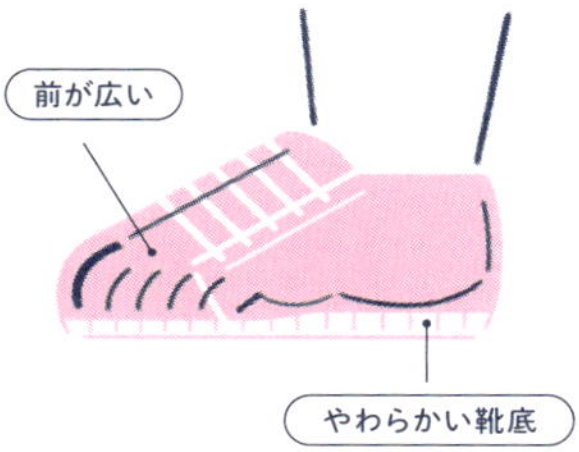

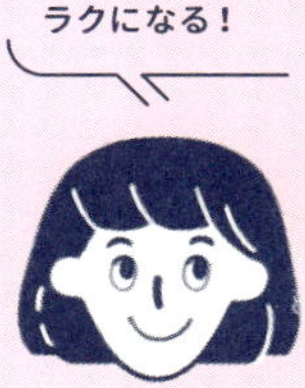

PART 3

疲れない歩き方

疲れない

足指に力を入れるハイヒールを選ぶ

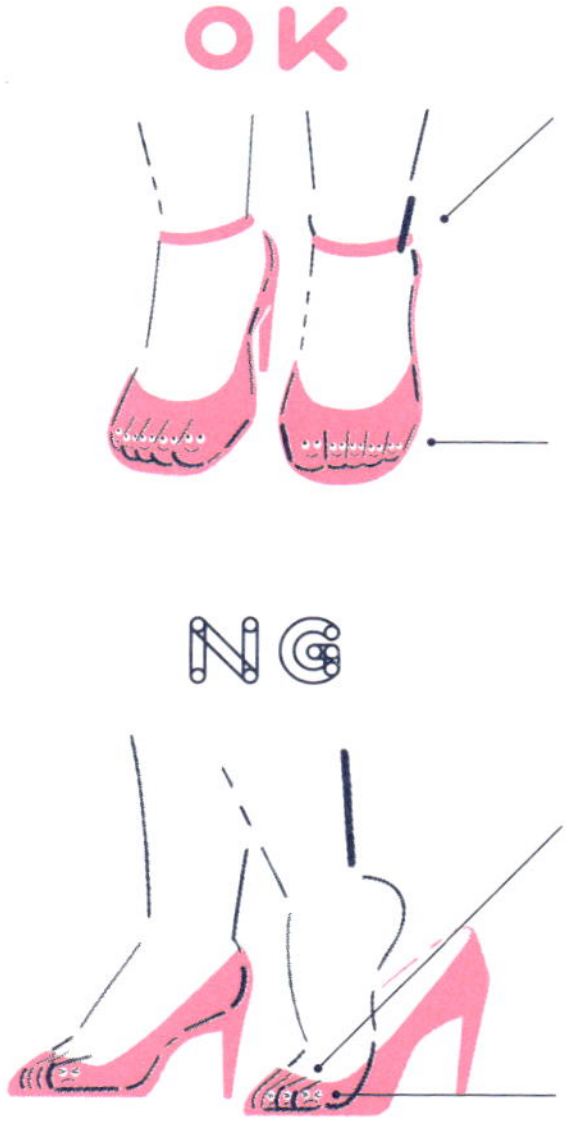

疲れない

ストラップがあるとラク

疲れない

足先に余裕があり、指で地面をしっかりつかめる

疲れる

靴と甲の間に指が入るすき間がある

疲れる

先がとがって指に余裕がない

ハイヒールを履くなら足指力は必須

ハイヒールを履いた足元は、つねにつま先立ちをしている状態。足指の力は強いほうがいい。足指力を高めるには、足指グーパーがおすすめ。

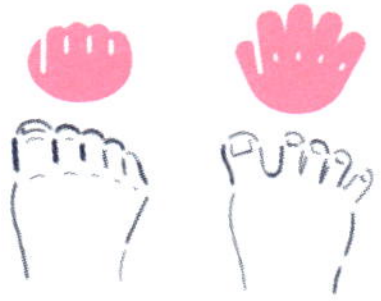

猫背にならないことも大切

足元だけでなく、上半身をよい姿勢にキープすることも、ハイヒールで疲れないコツ。耳の後ろを引き上げて(P.33)、姿勢を整えるとハイヒールがラクに履ける。

PART 3

疲れない歩き方

疲れる

脚の力だけで
階段をのぼろうとする

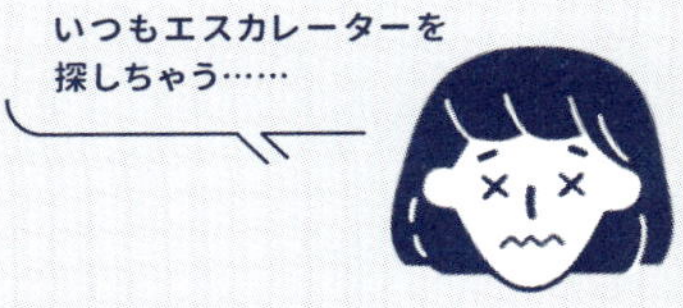
いつもエスカレーターを
探しちゃう……

疲れない

みぞおちから脚を上げて
階段をのぼる

みぞおちがサボると太ももが疲れる

太ももの筋肉だけでがんばって階段をのぼろうとすると、脚が重く感じて疲れる。

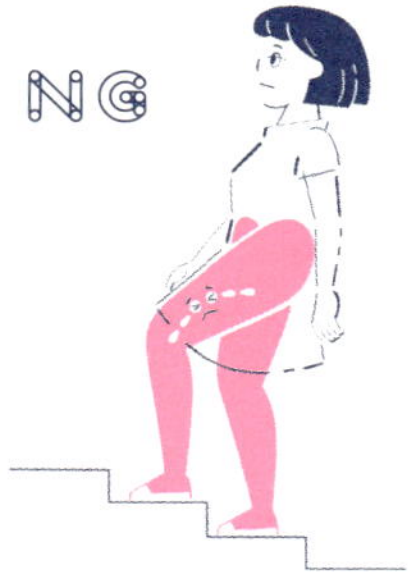
NG

目線が下がると背中が丸くなる

階段では、つい足元を見てのぼりがち。下を向くと背中が丸まり、みぞおちから歩きにくくなる。顔を上げて進む方向を見ながらのぼろう。

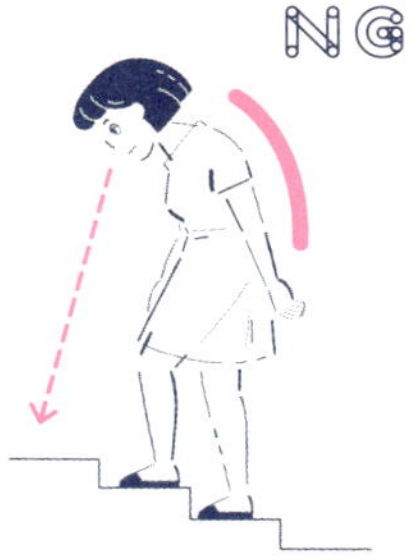
NG

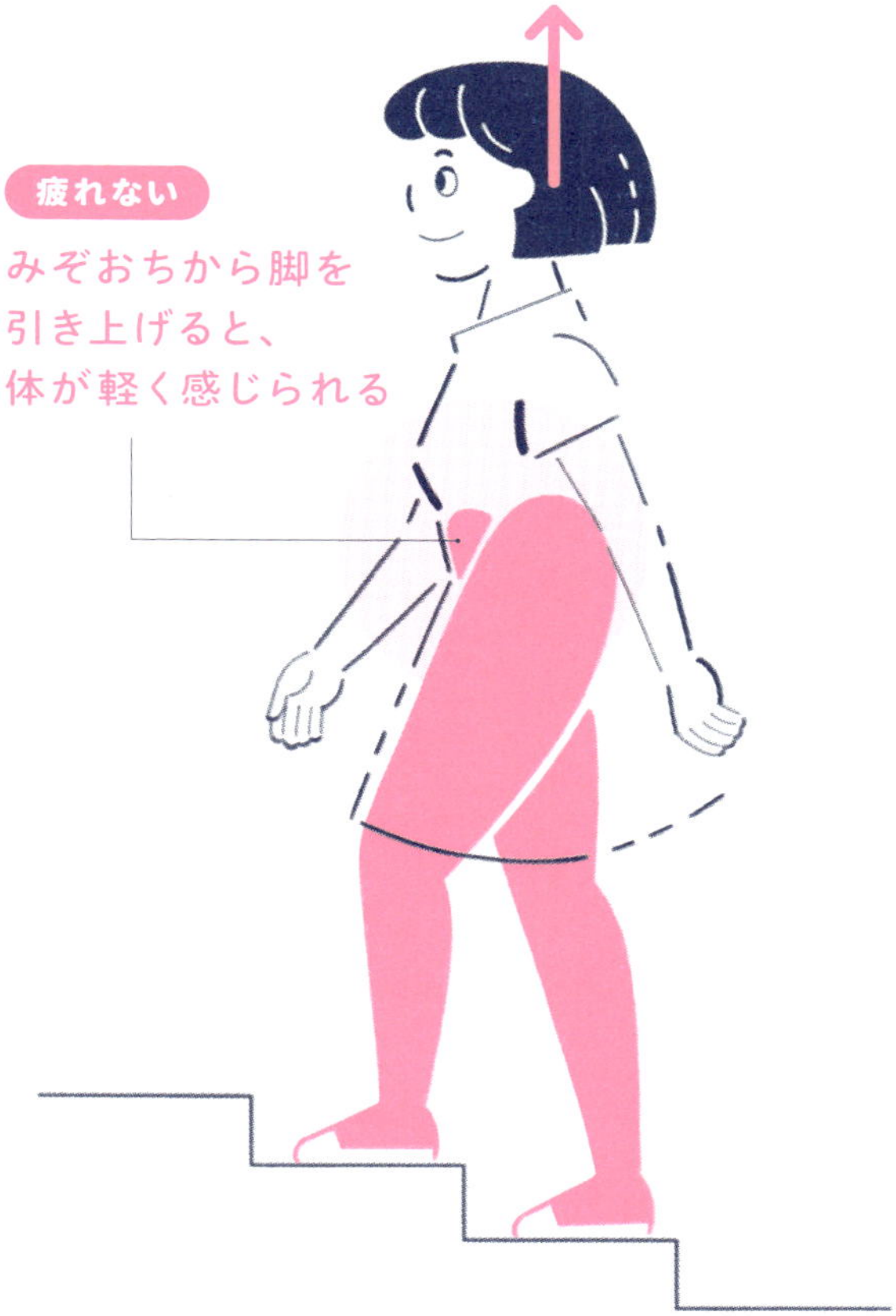
疲れない
みぞおちから脚を引き上げると、体が軽く感じられる

メモ

大きい筋肉を使うと疲れにくい

小さい筋肉は、大きい筋肉に比べて疲れやすい。だから太ももに頼りすぎず、お腹まわり全体の大きい筋肉を使うほうが疲れにくい。

疲れる

力任せに速く走ろうとする

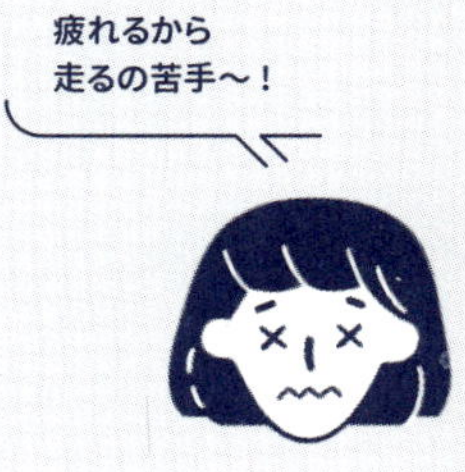

疲れない

体を傾けて力まずに走る

❶ 疲れない

背すじを
まっすぐにして立つ

❷ 疲れない

上半身を前に傾けて、
倒れそうになったら
足を出す

❸ 疲れない

脚にムダな力を
入れず、重力に
身を任せる

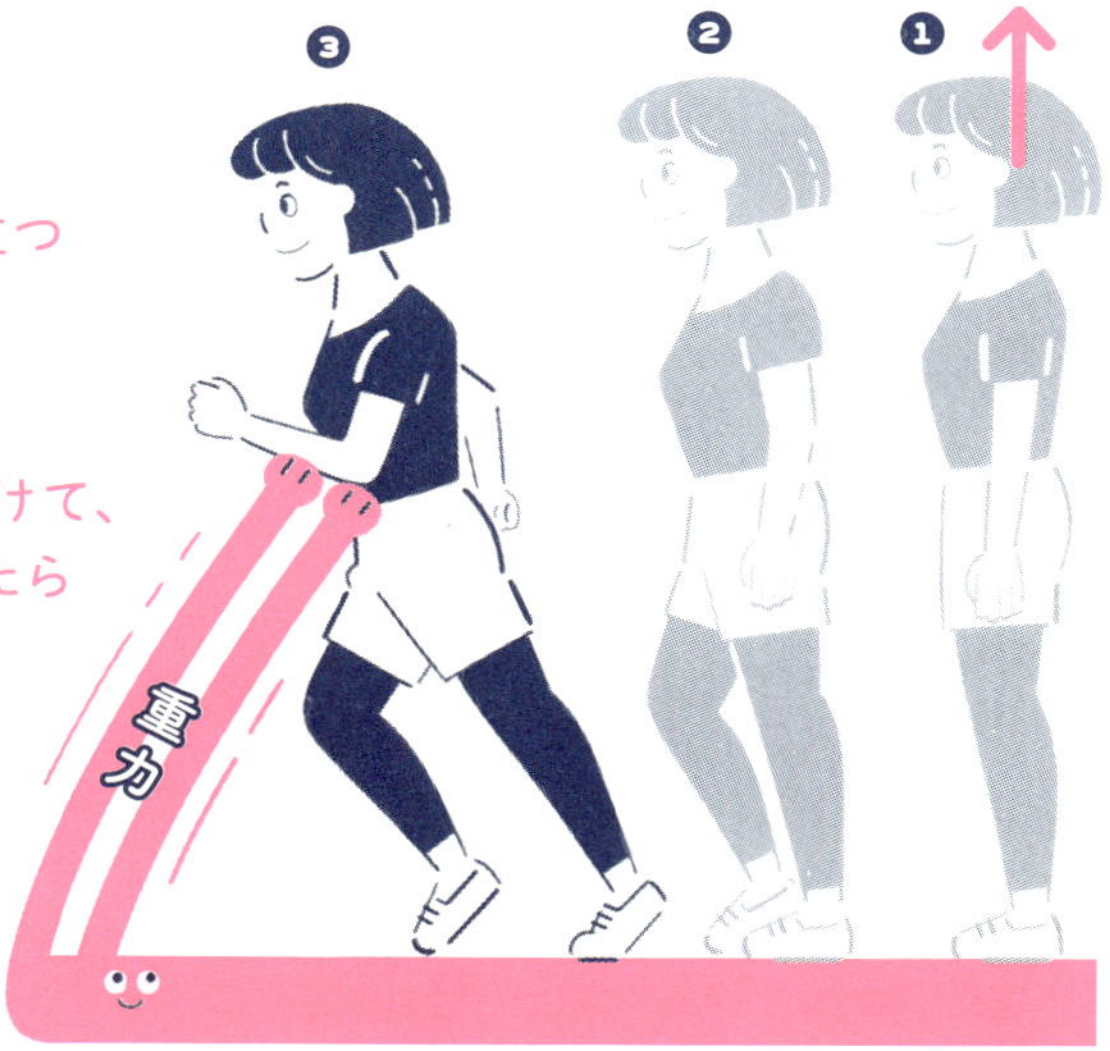

重力を味方につければ軽やかに走れる

上半身を前傾させ、倒れそうになったら次の片足を一歩前に出すのをくり返す。その際、両足は浮いている。これが走る動作の基本。最小限の筋力で走れるので疲れにくい。

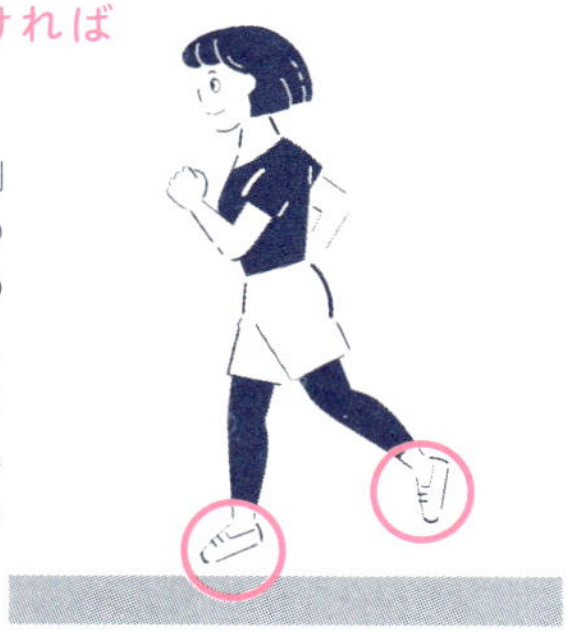

お腹以外の力は不要

ムダな力みは疲れのもと。「お腹まわり以外の力は不要」という意識で走ろう。がんばって走ろうとして力が入りがちなひざから下も脱力。力まないほうが、着地時の衝撃も受け止めやすい。

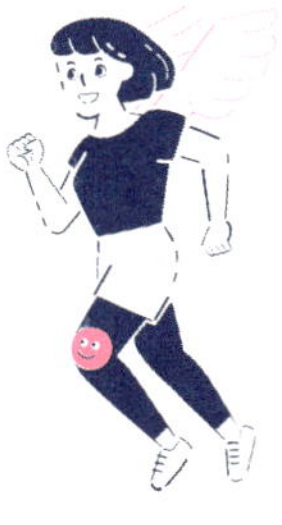

メモ

上半身の傾きを深くするほど速くなる

全速力で走ろうとする人の多くが、片足で地面をけりながら、もう片方の足でふんばっている。だから疲れやすい。もっと速く走るコツは、前傾する上半身の角度を深くすること。脚の力を使わずにすむので、速度が上がっても疲れにくくなる。

PART 3

疲れない歩き方

裸足で歩く

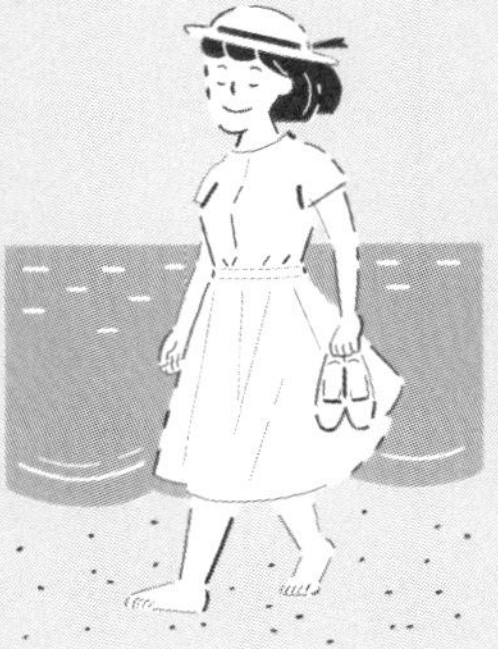

足裏の力と感覚を養うために、ときには裸足で歩いてみよう。海に出かけたら、砂浜を裸足で歩いてみるのもいい。

片足立ち

ときどき片足で立つ練習をしてみよう。体幹の力が高まり、バランスがよくなる。階段でふらついてしまう人にはとくにおすすめ。

〝疲れない〟ために歩く

歩くと腰まわりが刺激されて、内臓によい影響がある。横隔膜の動きも活発になり、呼吸の状態もよくなる。歩くこと自体が、調子のいい状態をつづけるためのトレーニングに。

ウォーキング

運動不足解消に、手軽に始めやすいのがウォーキング。鎖骨のつけ根から腕を動かすようにすると、運動量がアップする。

PART 4

疲れない座り方

PART 4

疲れない座り方

疲れない

背すじを伸ばしたまま座る

疲れる

背すじを丸めたまま座る

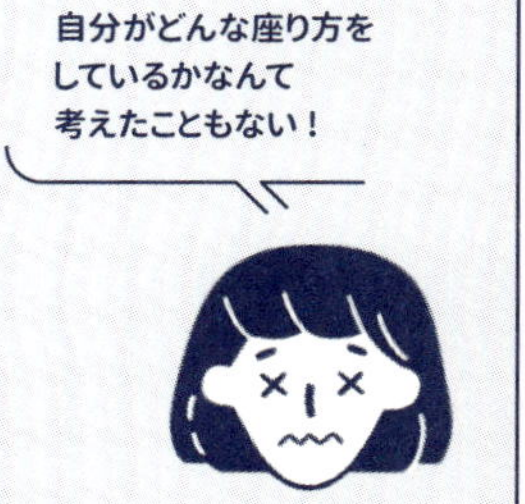
自分がどんな座り方をしているかなんて考えたこともない！

疲れない

背すじを
伸ばしたまま座る

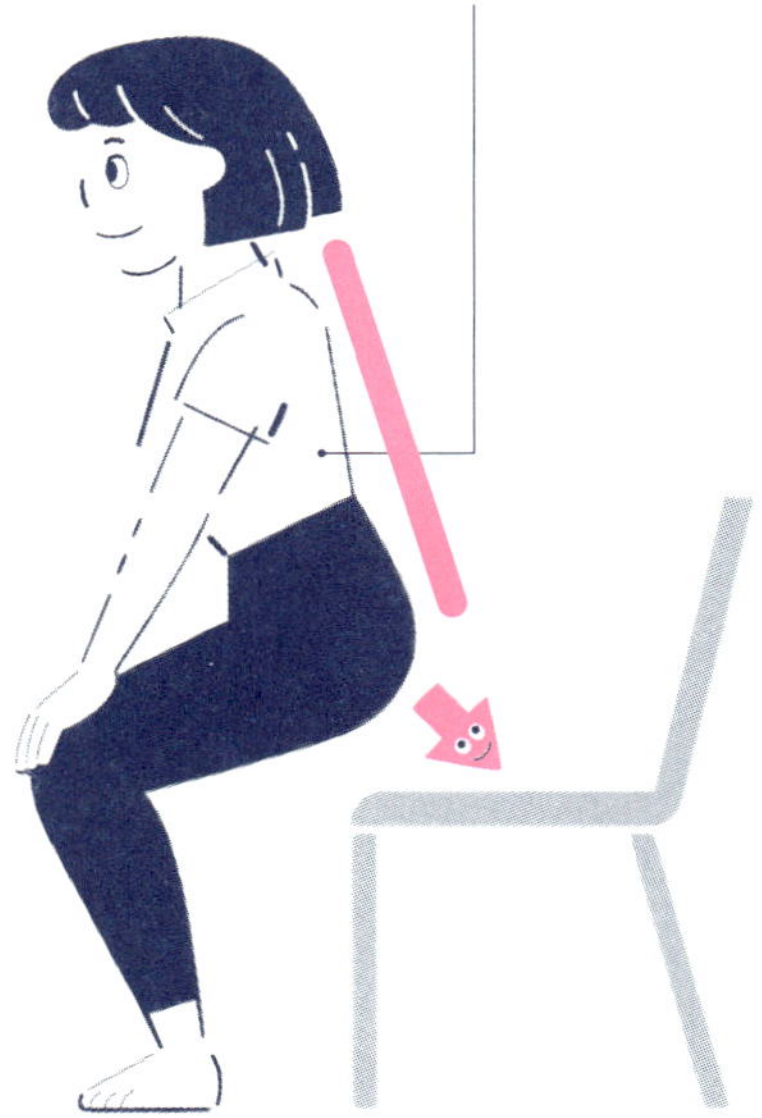

座る前に背伸び

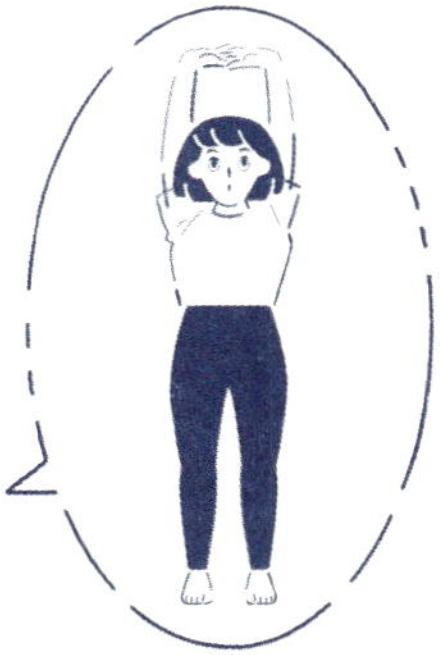

疲れない

背すじを
伸ばしにくいときは、
背伸びをする

背中がゴツゴツ
していたらアウト！

座ったとき、背骨をさわってみて。ゴツゴツと骨が出ていたら、背中が丸まっている証拠。この姿勢のまま座りつづけると、腰や肩に負担がかかる上、背骨を通る神経が圧迫されて不調を招くもとに。

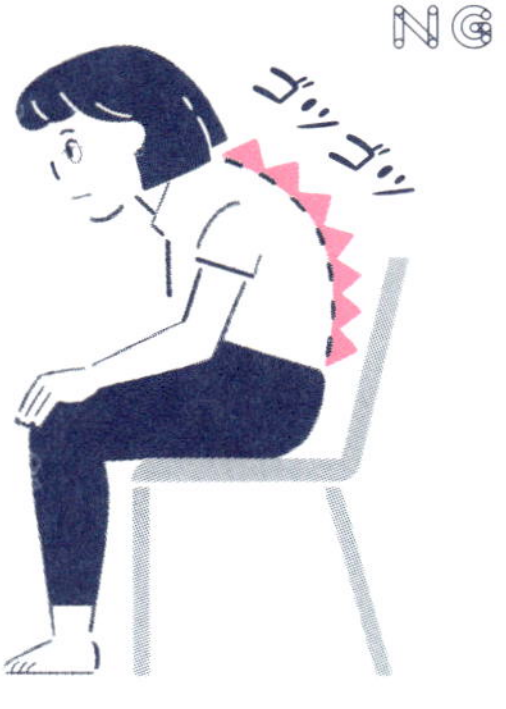

メモ

座りすぎは禁物！

人間の体は本来、座るという行為に適していない。そのため、座る姿勢は体にとって負担が大きく、疲れや不調のもと。長時間座りつづけることがあたり前になった現代だが、座る時間を少しでも減らそうという意識も大切。

PART 4

疲れない座り方

疲れる

座ったとき、
坐骨が倒れている

疲れない

座ったとき、
坐骨が立っている

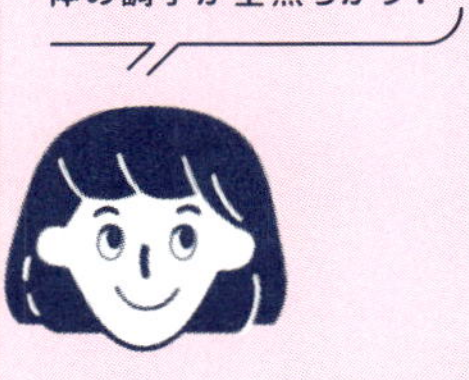
坐骨を立てるだけで
体の調子が全然ちがう！

NG

疲れる

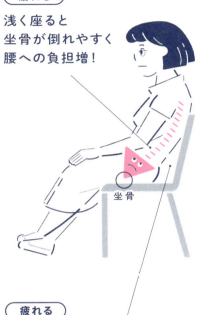

浅く座ると
坐骨が倒れやすく
腰への負担増！

疲れる

もたれると、お尻がずるずると
前に出て腰がつらくなる

OK

疲れない

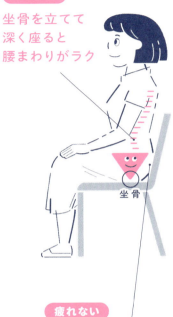

坐骨を立てて
深く座ると
腰まわりがラク

疲れない

お尻をぴたっとつけて
背中はもたれない

「坐骨」を座面にあてる

坐骨は、骨盤のいちばん下にある2つの骨で、座ったときにお尻の下に手を入れるとゴリゴリと触れる部分。ここが椅子の座面にあたるように意識すると、背すじが伸びる。

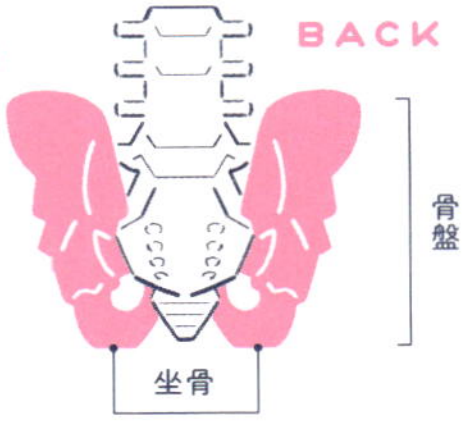

ここを
立てて座る！

メモ

体幹の力があれば背もたれは不要

坐骨をまっすぐ立てた正しい座り方をすると、お腹まわりに自然と力が入り、背もたれを使わなくても上半身をラクに支えられる。背もたれはデザインだと思うくらいがいい。

PART 4

疲れない座り方

疲れる

椅子が高くて、床に足がつかない

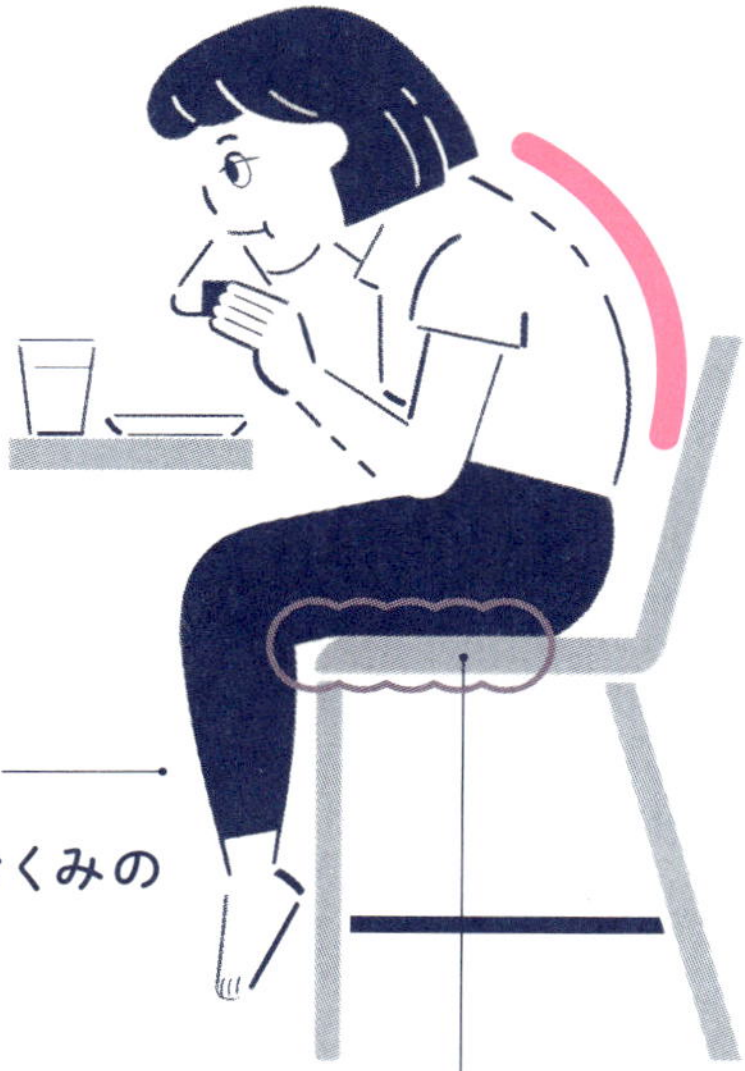

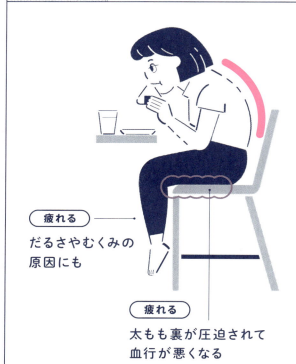

疲れる

だるさやむくみの原因にも

疲れる

太もも裏が圧迫されて血行が悪くなる

マイ足置きで高さを調整すると疲れにくい

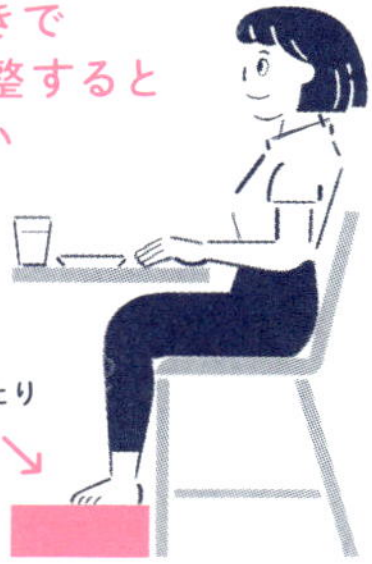

OK

足裏がぴったりつく高さ

メモ

ひじの角度にも注目！

足裏がつく高さにするのと同時に、ひじを直角に曲げた高さに机やテーブルがくるように調整して。「足元は足裏をぴったり」「ひじは直角」。この２つがポイント。

PART 4

疲れない座り方

疲れない

坐骨の下に たたんだタオルをはさむ

疲れない

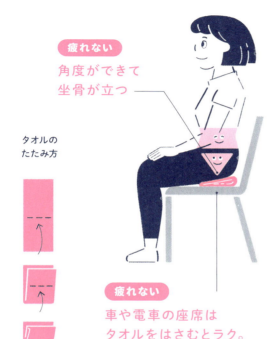

角度ができて
坐骨が立つ

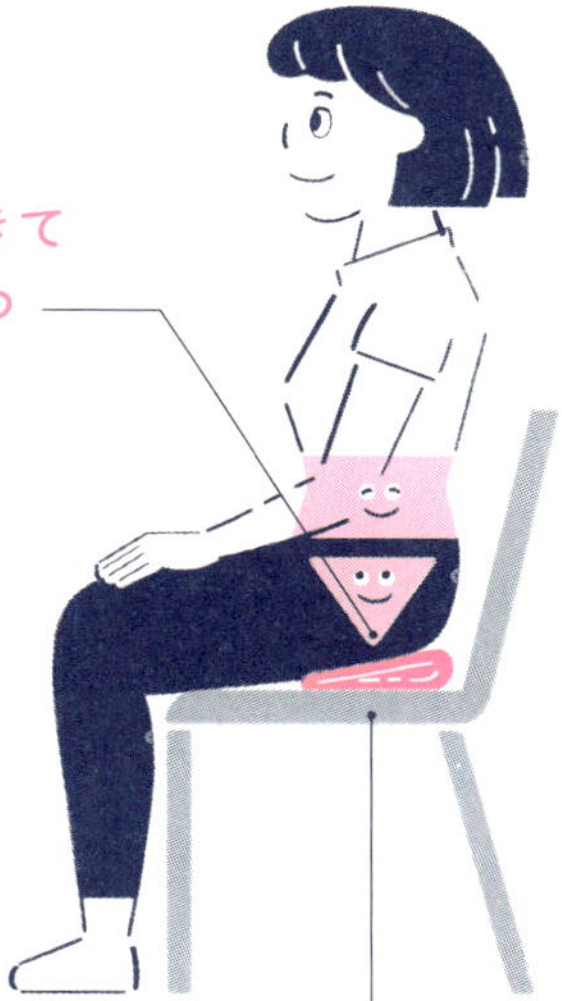

タオルの
たたみ方

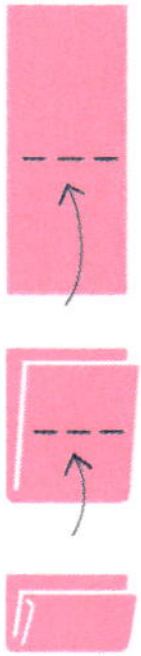

疲れない

車や電車の座席は
タオルをはさむとラク。
座席がかたくて痛いときにも

調整可能なら
座面をやや前傾させて

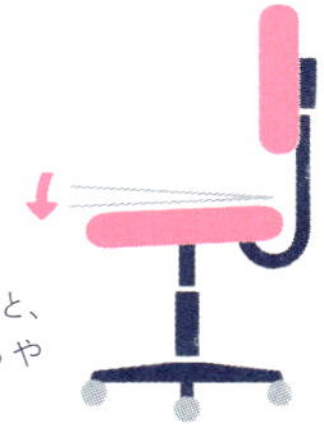

前傾させると、
坐骨が立ちや
すくなる

メモ

おしゃれチェアは姿勢が崩れやすい?!

カフェなどで見かけるおしゃれな椅子は、背もたれのほうに向かって座面が下がるタイプが多い。これは姿勢が崩れやすい上に、立ち上がりにくいのが難点。座るときは、坐骨が倒れないように、お尻の下にたたんだタオルやマフラー、上着をはさむとラク。

PART 4

疲れない座り方

疲れない 脚を軽く開いて座る

疲れない

40〜50度
（こぶし３〜４個ぶん）
開いて座る

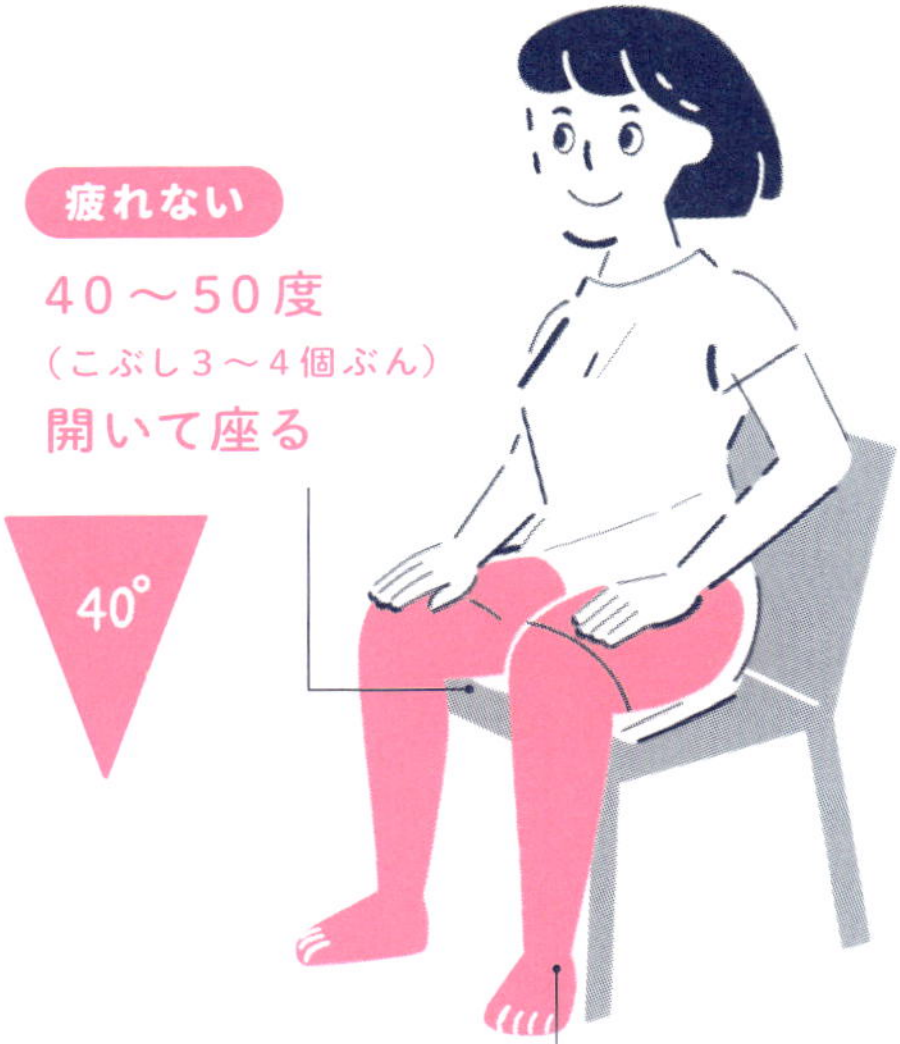

疲れない

かかとはひざの
真下にくるように

閉じるときは どちらかの足先に寄せる

人前や電車内などでひざを閉じたいときは、足先をどちらか一方に寄せると姿勢が安定する。脚長に見える効果も。ときどき左右を替え、長時間は避けよう。

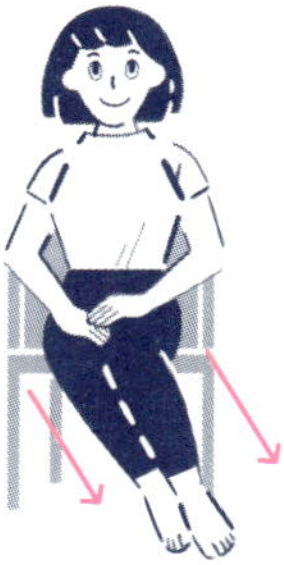

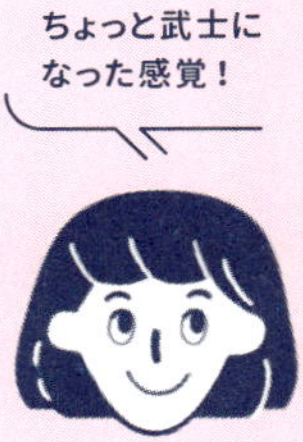

疲れる

脚を組むのがクセ

疲れる

猫背だから脚を組みたくなる。
背すじがまっすぐだと脚は
組めない

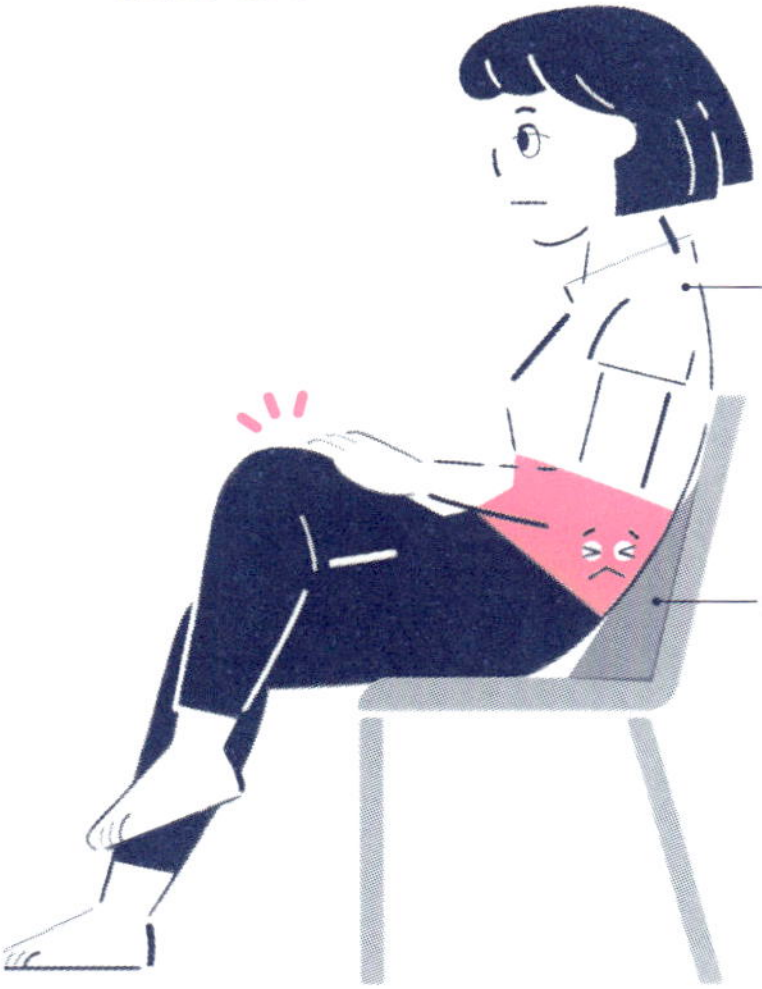

疲れる

魔の三角ゾーン。
これが腰痛など
多くの不調に
つながる

脚を組むのがラクと感じるのは誤解？！

坐骨を倒した座り方をしていると、骨盤にゆがみが生じやすい。無意識に脚を組むのは、そのゆがみを体が補正しようとするため。また、脚を組むとお腹の力を使わないのでラクに感じる。その代わり、筋力が落ちて、ウエストもヒップもたるんでしまう。

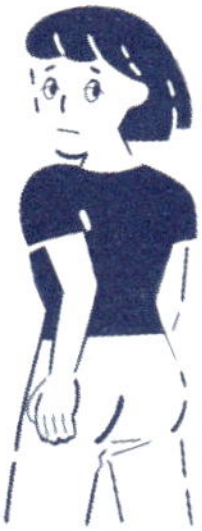

PART 4

疲れない座り方

疲れない

立ち上がるときは上半身を傾けてから

疲れない

よい姿勢のまま
前に傾ける

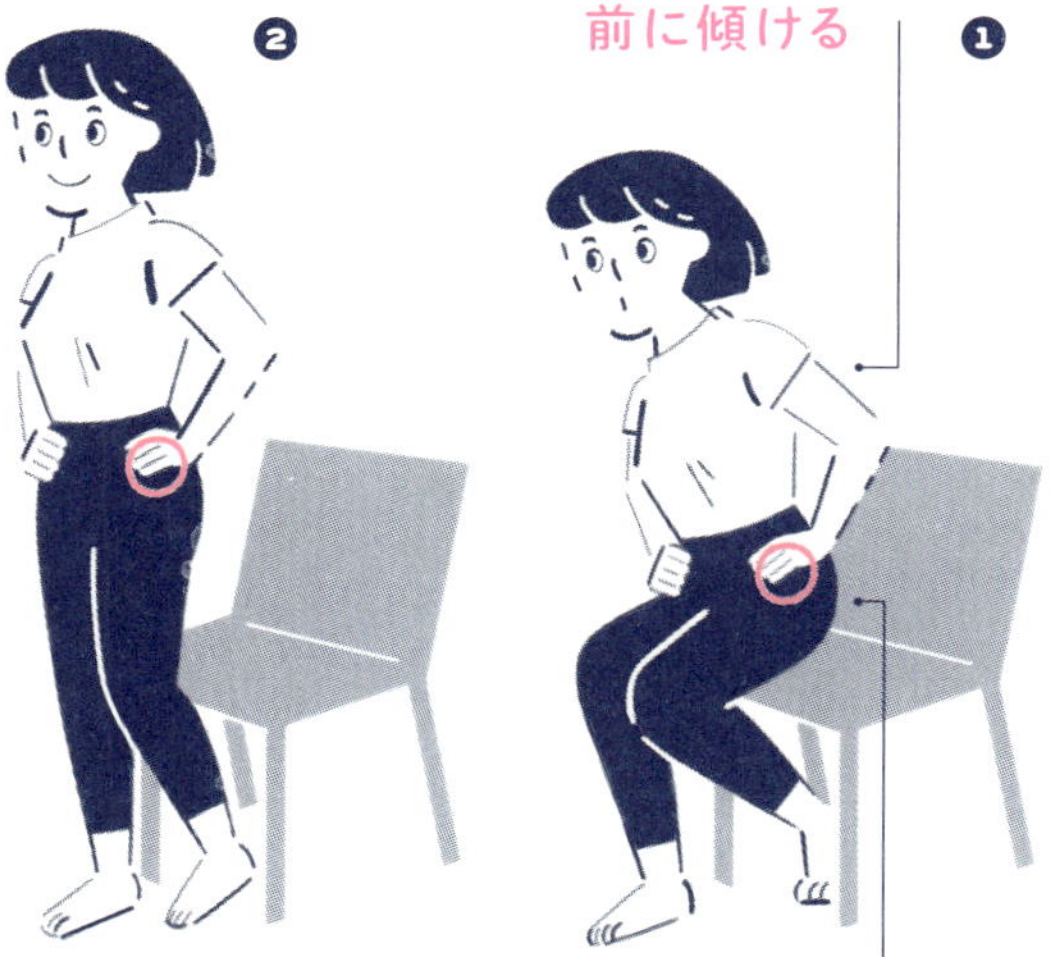

疲れない

脚のつけ根から立ち上がる。
手を添えるとわかりやすい

重力をうまく利用すれば「よっこらしょ」といわずに立てる

上半身を傾けると、重力に引っ張られるので、脚の力をほとんど使わずに立てる。

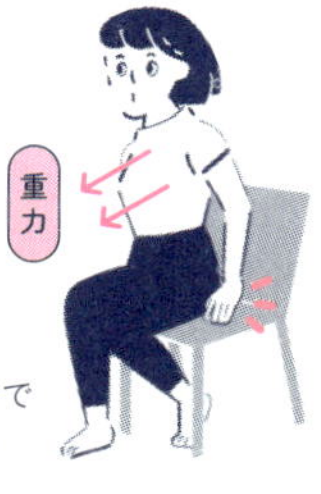

椅子を軽く手で
押してもいい

ちょくちょく立つときは

受付などで立ったり座ったりする機会が多い場合は、少し高めの椅子に浅めに座ると立ち上がりやすい。

疲れない

正座をする

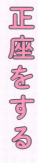

疲れない

正座は坐骨が自然に立ってよい姿勢になりやすい

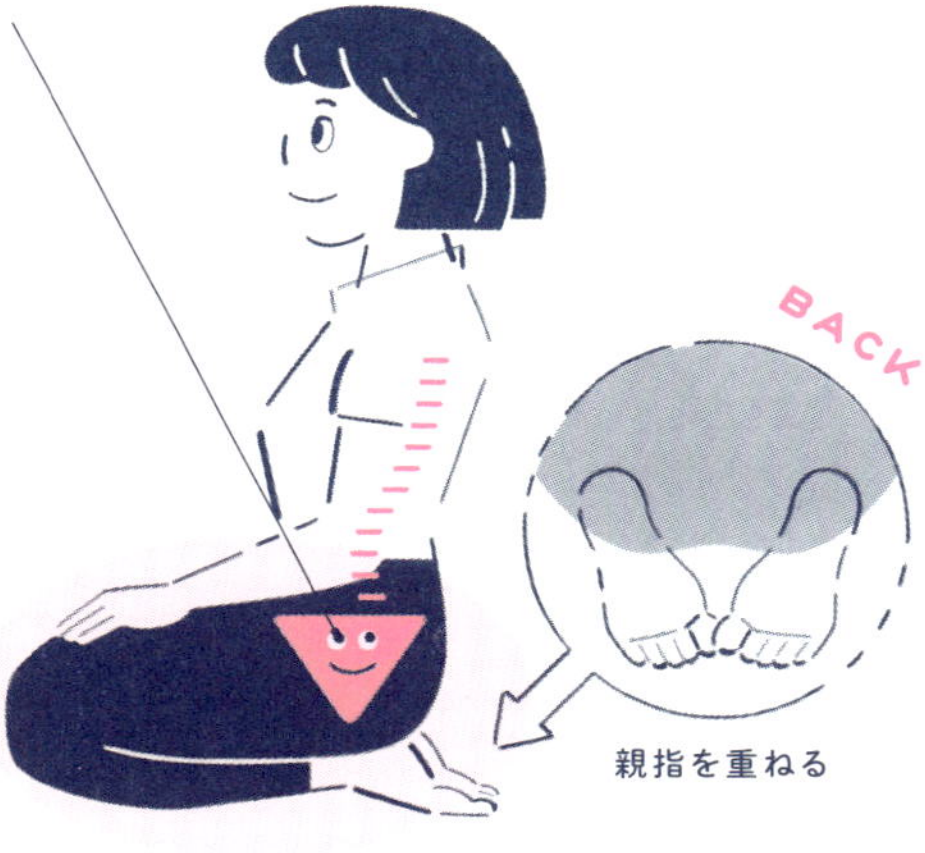
BACK
親指を重ねる

疲れない

脚のストレッチになる

しびれたらつま先を立てる

1日1回は正座をして脚の筋肉を柔軟に保ちたい。もちろん、しびれる前にやめてOK。しびれたときはお尻を少し浮かせてつま先を立て、足指から足裏を伸ばすといい。

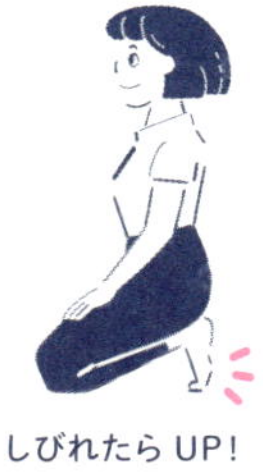
しびれたら UP!

メモ

使わない筋肉の柔軟性が高まる

現代の椅子中心の生活では、太もも前面や足の甲から足首にかけての筋肉を伸ばす機会が減っている。それらの筋肉を、正座で気持ちよく伸ばすことができる。

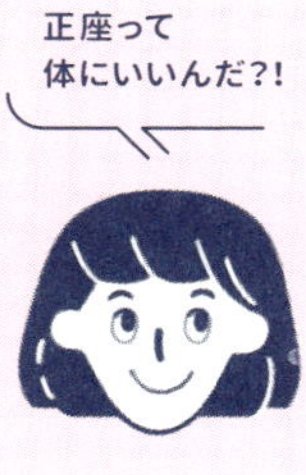
正座って
体にいいんだ?!

PART 4

疲れない座り方

疲れる

体育座りは猫背を招く

疲れる

背中が丸まって猫背になりやすい。
胸も圧迫されて浅い呼吸に

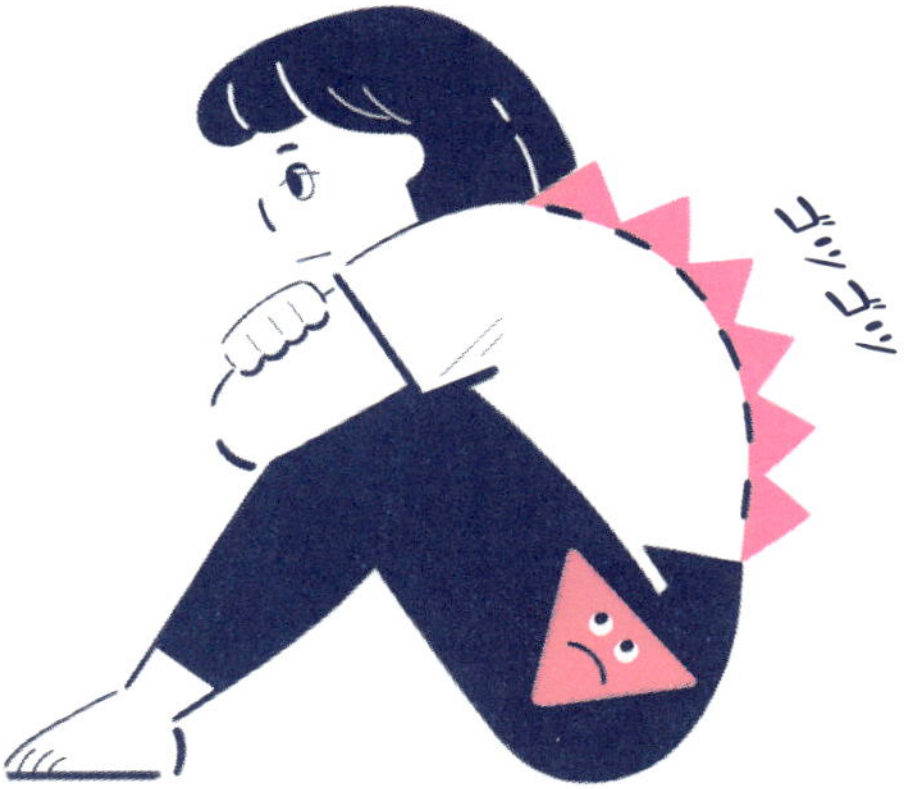

疲れる

坐骨が倒れ、お腹の力が抜ける

あぐらで座るときは お尻の後ろを高くする

一見、体によさそうなあぐらは、お尻の後ろが下がるので坐骨が倒れやすい。クッションなどでお尻を持ち上げ、坐骨がまっすぐ立つように調整するのがおすすめ。

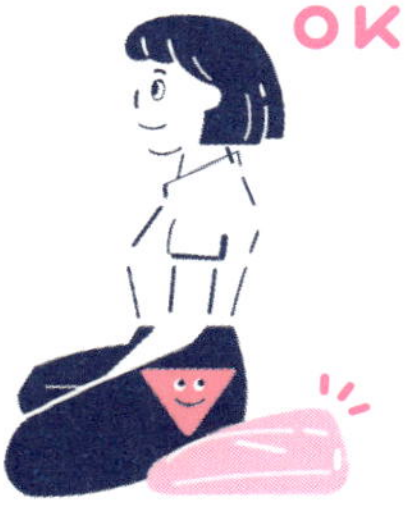

坐骨を立てる

子どもの頃からの
習慣になってる！

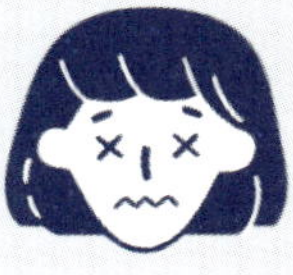

疲れる

座椅子の生活は不調だらけに

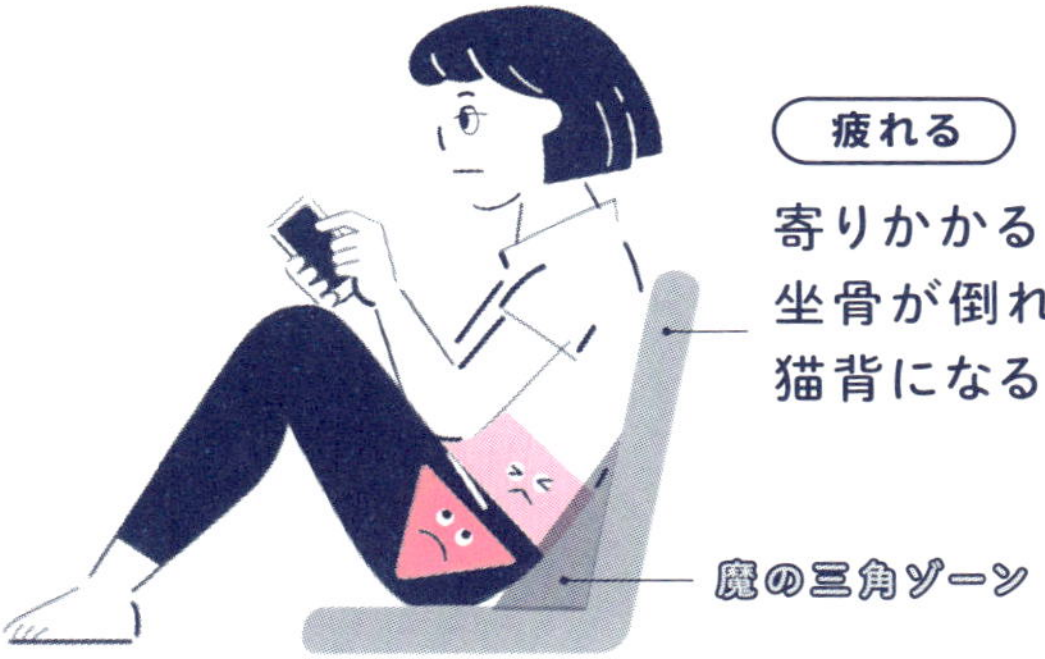
疲れる
寄りかかると
坐骨が倒れて
猫背になる
魔の三角ゾーン

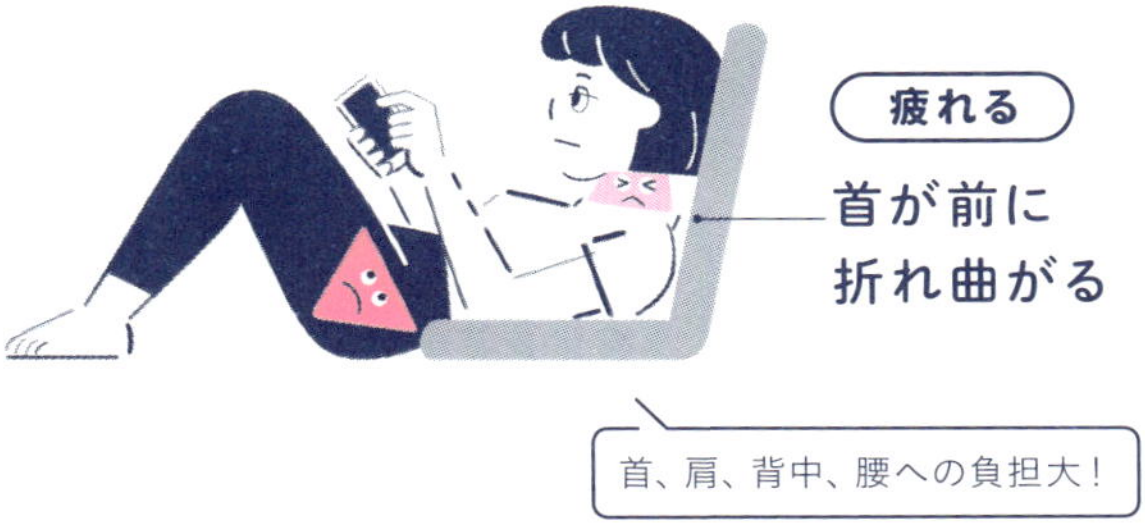
疲れる
首が前に
折れ曲がる
首、肩、背中、腰への負担大！

座椅子は使わないほうがいい

ホッとするイメージの座椅子は、じつは構造的に猫背になりやすい。それに、もたれっぱなしになると途中で姿勢を変えにくいことも問題。腰や背中、首にかけての負担が大きく、腰痛や肩コリの原因に。やむをえず使う場合は、背にもたれず、座面の前方で正座をするか、あぐらで座るのがよい。

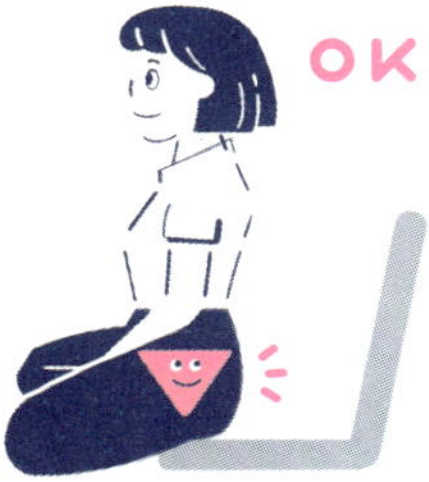
OK

お尻の下にたたんだ
タオルを敷いても

疲れない座り方

あぐらストレッチ

❶

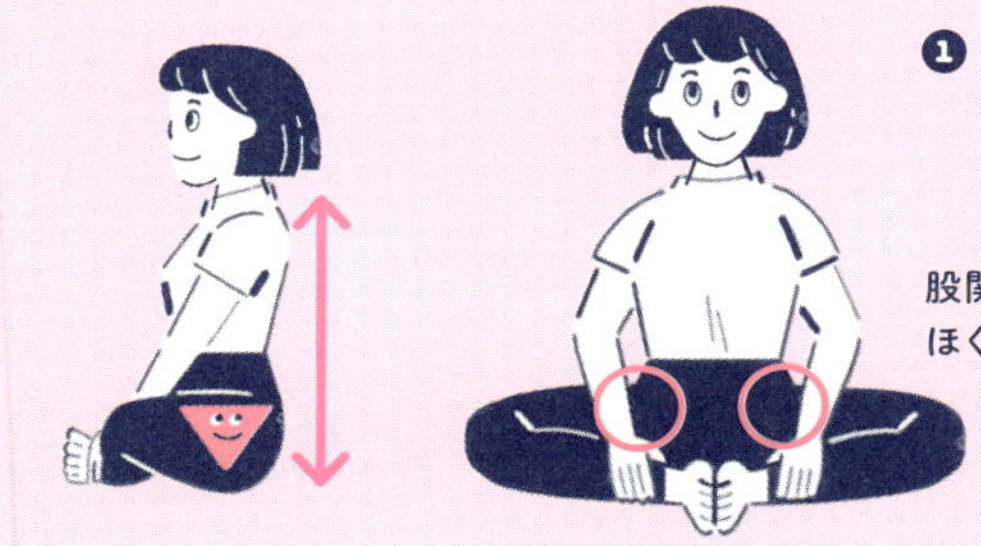

❷

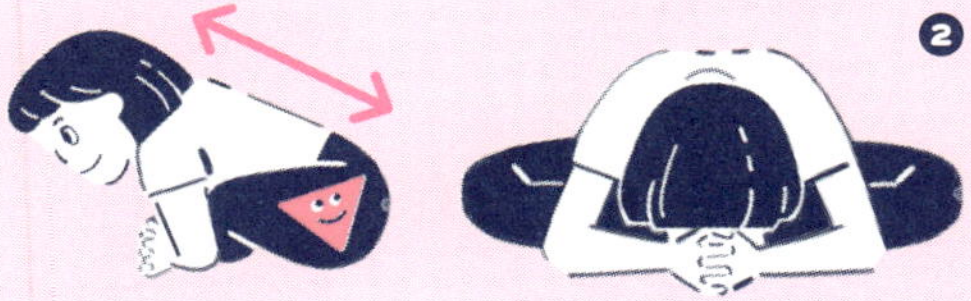

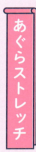

あぐらで足裏同士を合わせて座り、上半身を股関節から倒すと、座りっぱなしでかたくなりがちな股関節がほぐれる。背すじはまっすぐに。ひざが浮く場合はお尻の下にタオルを敷いて。

ソファは横になるもの

ソファはくつろぐためのアイテム。ソファでよい姿勢で座ろうとするのはあきらめ、短時間ごろんと横になる使い方をするのが正解。

疲れたら立つ

同じ姿勢で座りっぱなしの状態は、どんな人でも疲れる。疲れたらすぐに立つ習慣をつけよう。疲れていなくても、30分〜1時間に1回は意識的に立ちたい。

PART
5

疲れない
デスクワーク

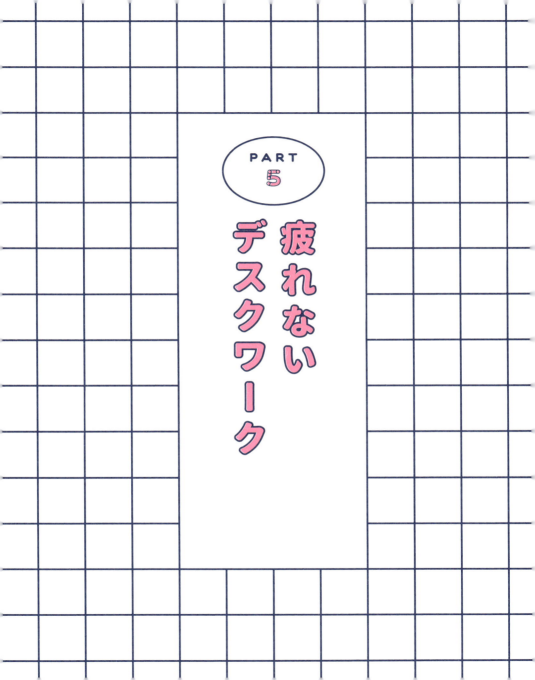

疲れる

パソコン環境に体を合わせようとする

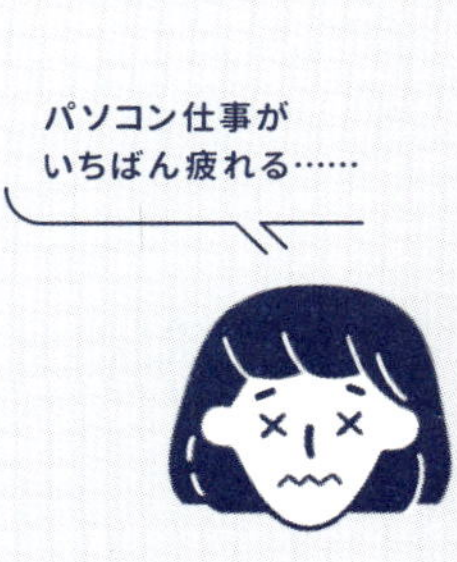
パソコン仕事が
いちばん疲れる……

疲れない

パソコンのモニターは目の高さに合わせる

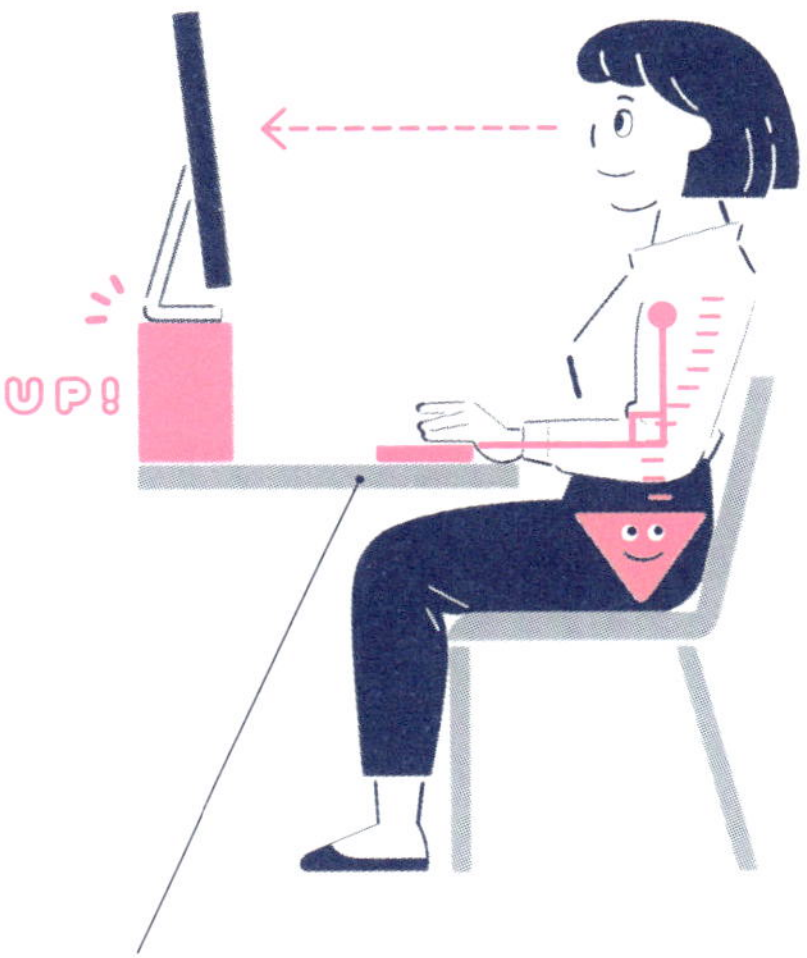

疲れない

目線の高さにモニターの中心を合わせると、首と背すじが伸びる

疲れない

キーボードはできるだけ手前に置く。するとひじが肩の真下にきて、胸が開く

モニターの高さを上げるアイデア

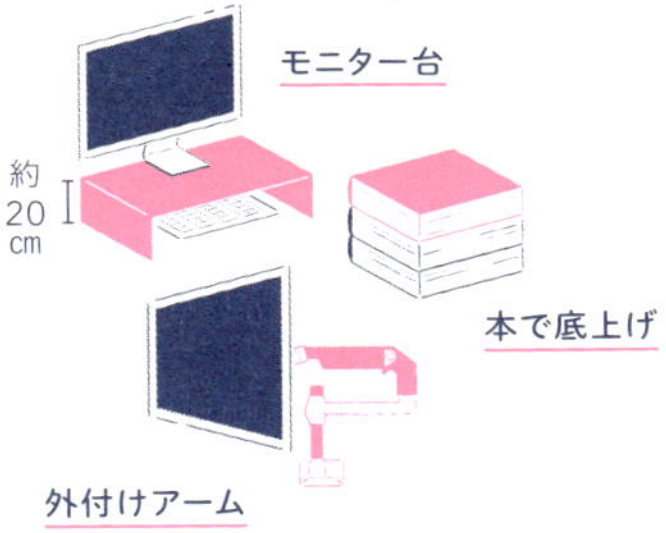

高さを変えられないタイプのパソコンの場合、モニターの下に箱や台、分厚い本などを置いて高さの調整を。伸縮自在な外付けのアームも便利。

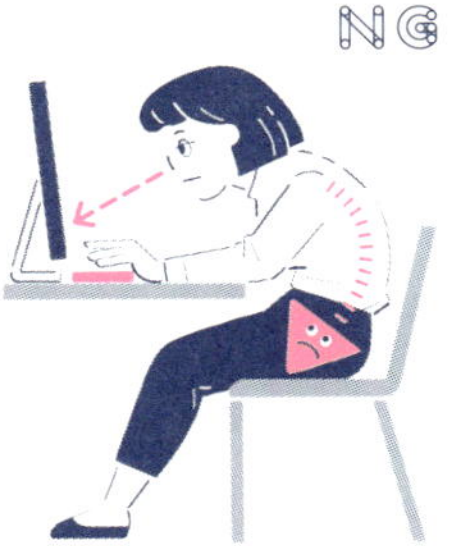

モニターが低いと目線が下がる

手や腕もつられて前のめりになりやすく、肩コリの原因にもなる。長時間パソコン作業をする場合、パソコン環境を変えることが、調子のいい体をつくる第一歩といっても過言ではない。

キーボードの位置は「手前」

キーボードはひじが直角に曲がるくらい手前に置くと、自然に肩と胸が開く。デスクの中央から奥に配置すると前かがみになり、巻き肩や腰痛などの不調を招く。

メモ

ノートパソコンはキーボードを外付けに

ノートパソコン本体を台などにのせて、目線の高さにモニターを合わせる。キーボードやマウスは外付けにして作業すると、目線が下がらない。その際キーボードとマウスは手前に置いて。

疲れる

長時間、座って作業する

疲れない

立って作業する時間を増やす

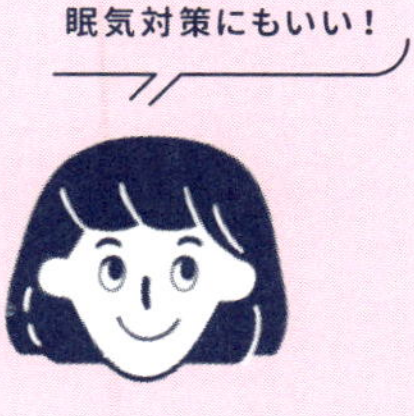

立つ時間を徐々に増やす

立って行う作業は、慣れないうちは筋力不足ですぐに疲れてしまう場合も。立つ時間を少しずつ増やすと、立つための筋肉がいつの間にか鍛えられてラクに立てるように。また、立つ時間が長いほど骨密度も上がる。

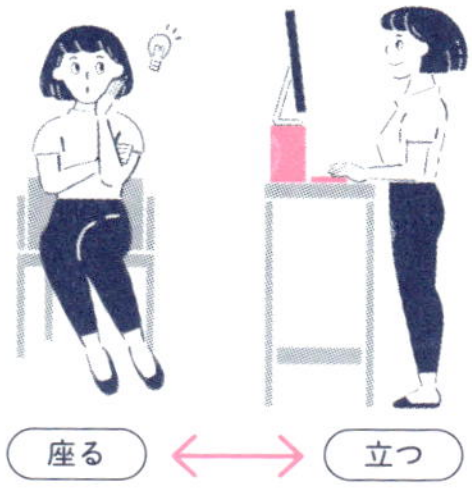

「立つ」「座る」を使い分ける

座り姿勢は、体にとって「休め」の合図。座っているとなかなかエンジンがかからないときに、立って作業するとスイッチが入り、集中力がアップすることも。レバーひとつで高さを変えられる昇降式デスクも便利。

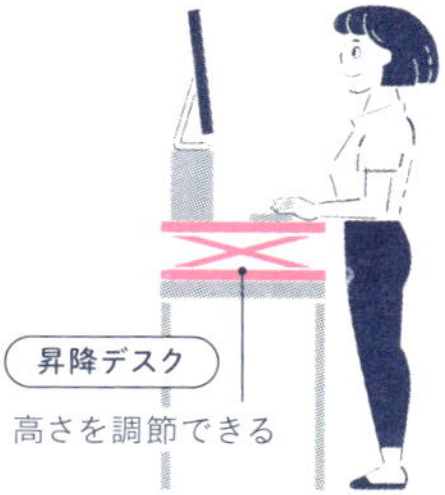

疲れない

座りっぱなしより立っているほうがラク

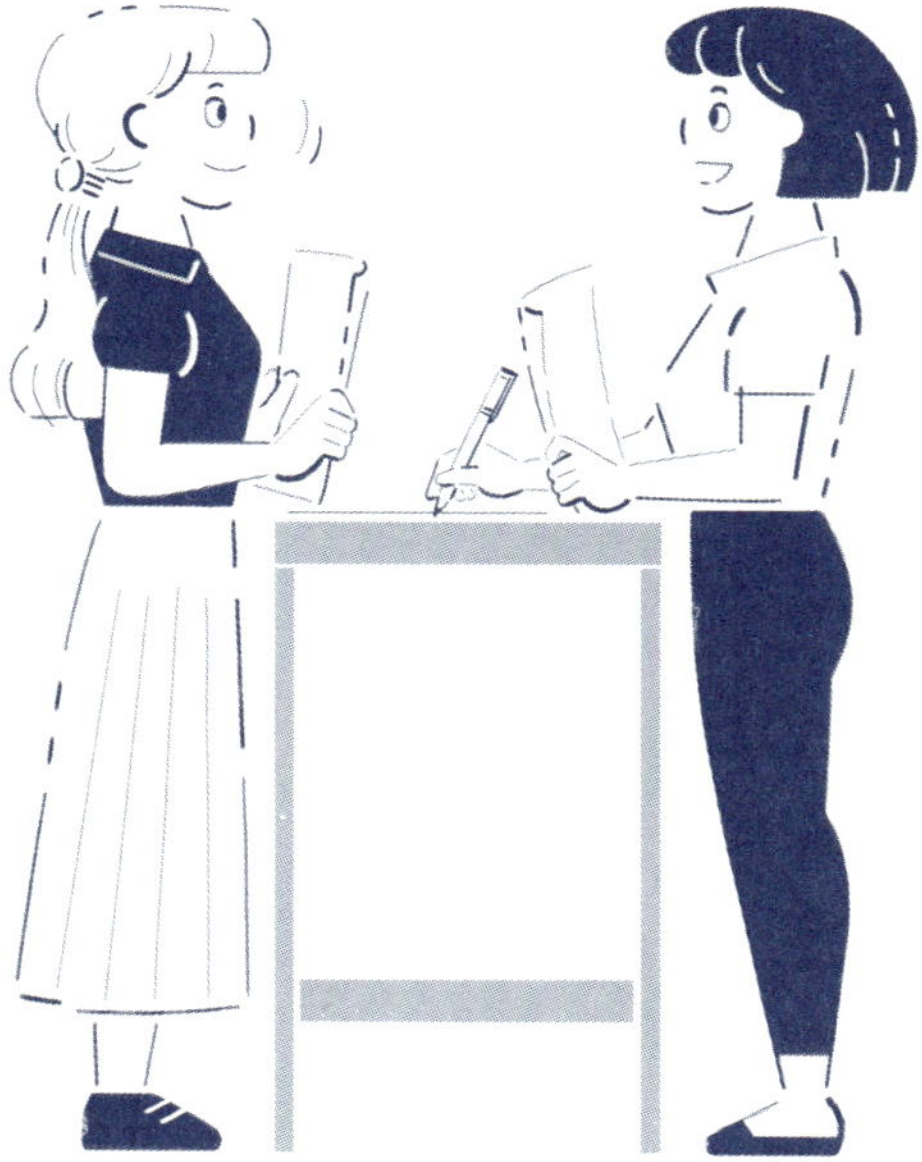

疲れない

1時間ごとに立つ作業を入れる

座り仕事に向くもの

- 企画を作成する
- じっくり考える作業

立ち仕事に向くもの

- メールなどの処理作業
- 報告や連絡など事務的なミーティング
- 資料を読む
- 新しいアイデアを出す

疲れない

椅子の高さを1cm変えてみる

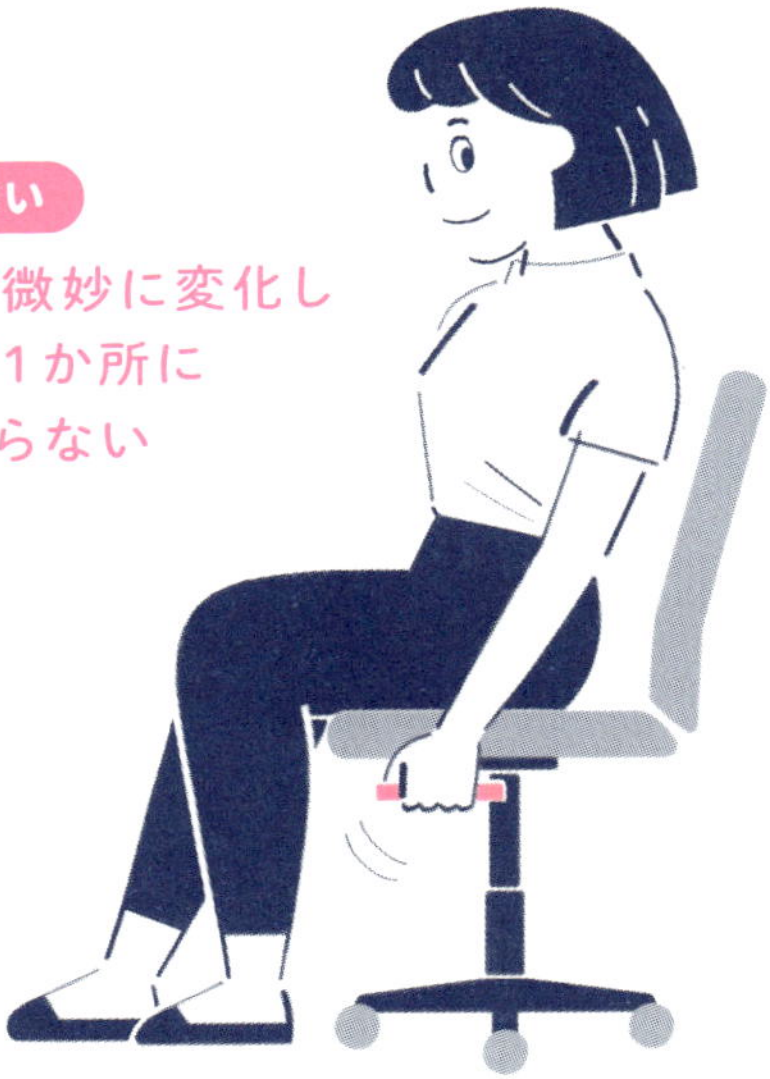

疲れない

姿勢が微妙に変化し
疲れが1か所に
かたよらない

疲れない

ときどき座面の高さを
1cm高くしたり低くしたりする

同じ姿勢を毎日つづけない

いつも同じ椅子で同じ座り方をしていると、体全体がそのまま形状記憶された状態に。また、よく使う筋肉とそうでない筋肉が生じてしまう。使わない筋肉は柔軟性が失われて、不調の原因に。バランスよく体全体を使うことが大切。

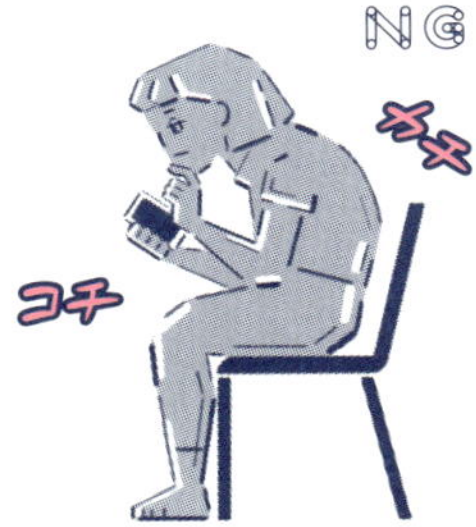

PART 5 疲れないデスクワーク

疲れない

本や資料を読むときは顔を正面に向ける

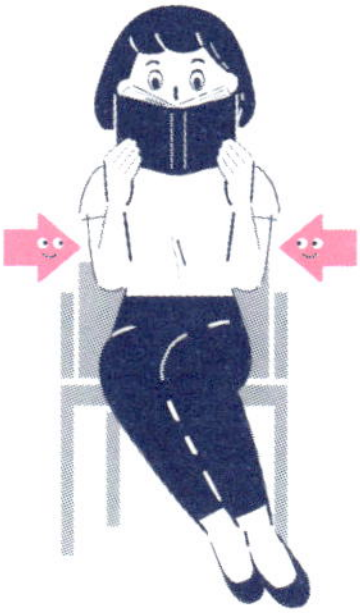

疲れない

わきを締めると
腕が安定する

OK

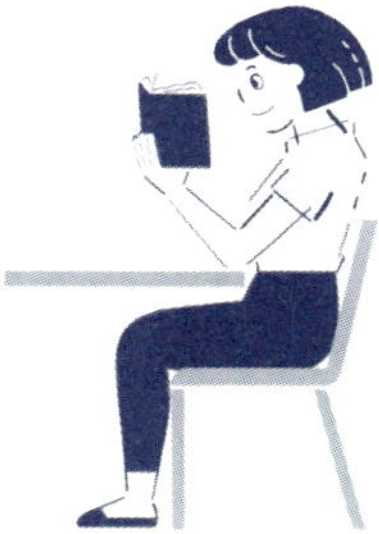

疲れない

顔を正面に向けたまま、
目の高さに本を
持ち上げて読む

NG

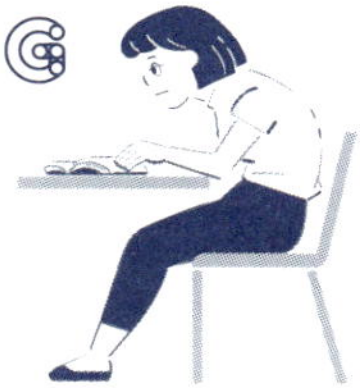

疲れる

机に置いたまま読むと、
猫背になりやすい

クッションをプラス

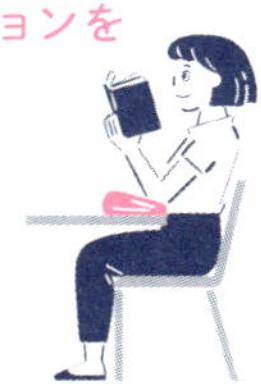

クッションや丸めたブランケットなどに、ひじをのせるとラク。その場合、猫背にならないように注意。

下を向く作業はこまめに休憩しながら

書き物などで下を向く作業をする際は、こまめに休憩することが大切。ときどき頭を前後左右に傾けるなどして首のゆがみをリセットしよう。

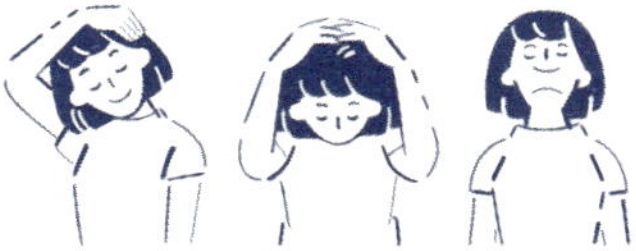

横　前　後ろ

疲れる

目で見ようとするから疲れる

疲れない

頭の後ろに目がある

イメージでものを見る

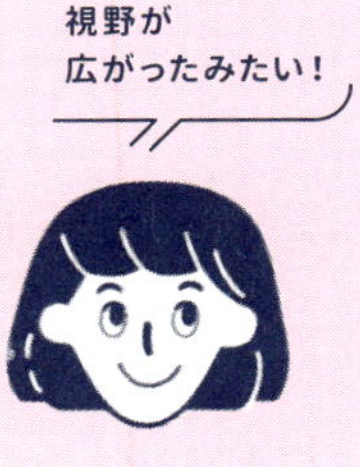

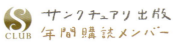

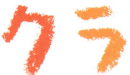

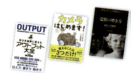

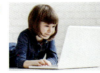

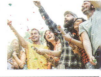

サンクチュアリ出版 = 本を読まない人のための出版社

はじめまして。サンクチュアリ出版・広報部の岩田梨恵子と申します。この度は数ある本の中から、私たちの本をお手に取ってくださり、ありがとうございます。…って言われても「本を読まない人のための出版社って何ソレ??」と思った方もいらっしゃいますよね。なので、今から少しだけ自己紹介させてください。

ふつう、本を買う時に、出版社の名前を見て決めることってありませんよね。でも、私たちは、「サンクチュアリ出版の本だから買いたい」と思ってもらえるような本を作りたいと思っています。そのために"1冊1冊丁寧に作って、丁寧に届ける"をモットーに1冊の本を半年から1年ほどかけて作り、少しでもみなさまの目に触れるように工夫を重ねています。

そうして出来上がった本には、著者さんだけではなく、編集者や営業マン、デザイナーさん、カメラマンさん、イラストレーターさん、書店さんなどいろんな人たちの思いが込められています。そしてその思いが、時に「人生を変えてしまうほどのすごい衝撃」を読む人に与えることがあります。

だから、ふだんはあまり本を読まない人にも、読む楽しさを忘れちゃった人たちにも、もう1度「やっぱり本っていいよね」って思い出してもらいたい。誰かにとっての「宝物」になるような本を、これからも作り続けていきたいなって思っています。

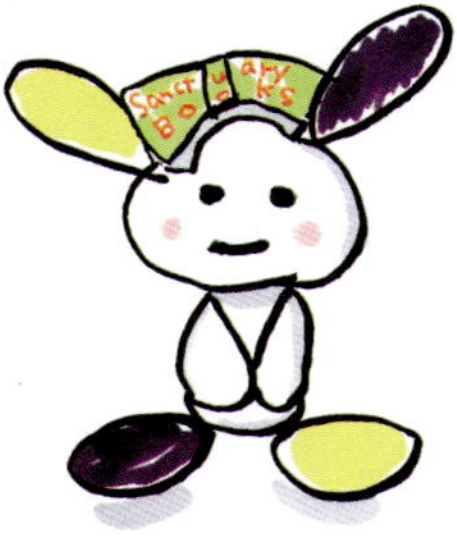

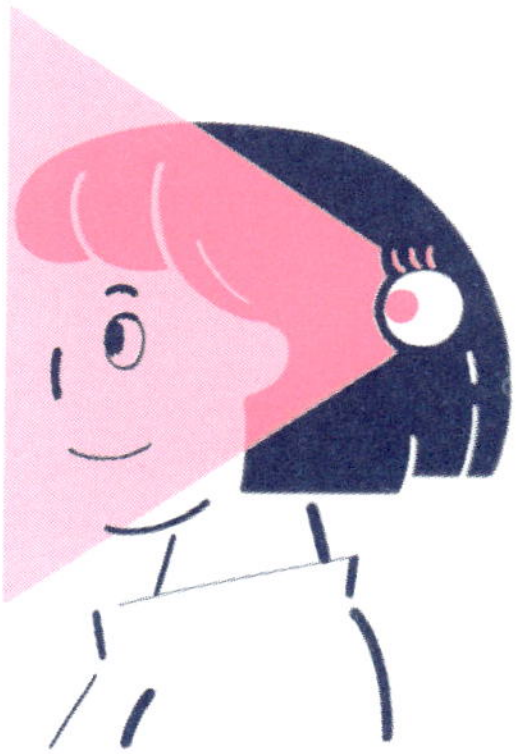

疲れない

頭の後ろから見る意識を持つと、視野が広がる

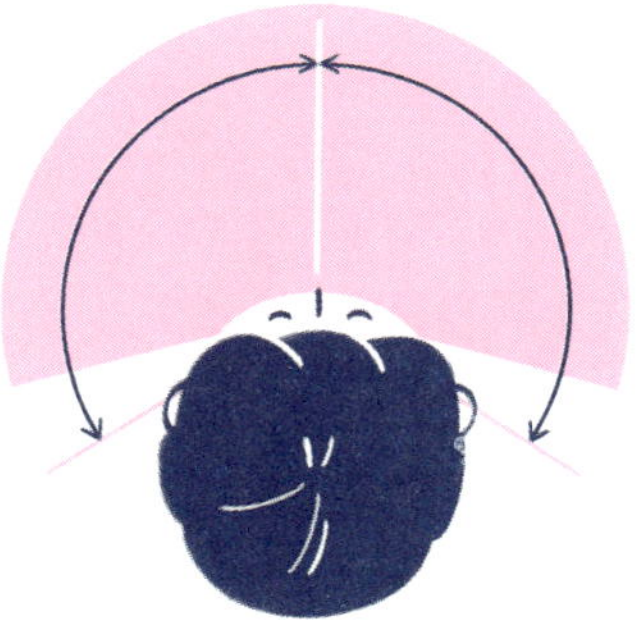

疲れない

力まずにふわっと見る

目を通して脳で見ている

目から入った視覚データは、視神経を通って脳の後ろ側に送られ、脳で映像として認識される。

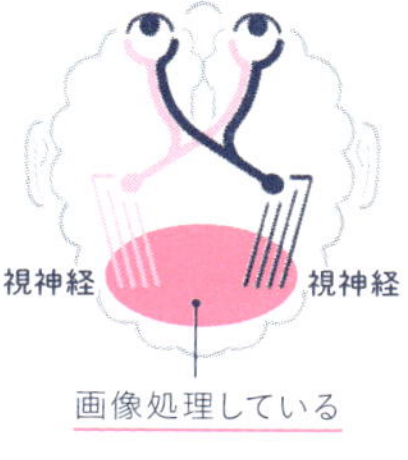

首の血流が目の疲れに影響する

首には頭、目、耳につながる神経が集中している。猫背であごが突き出た姿勢で首の後ろが圧迫された状態がつづくと、視神経に悪影響が生じて眼精疲労を招く。

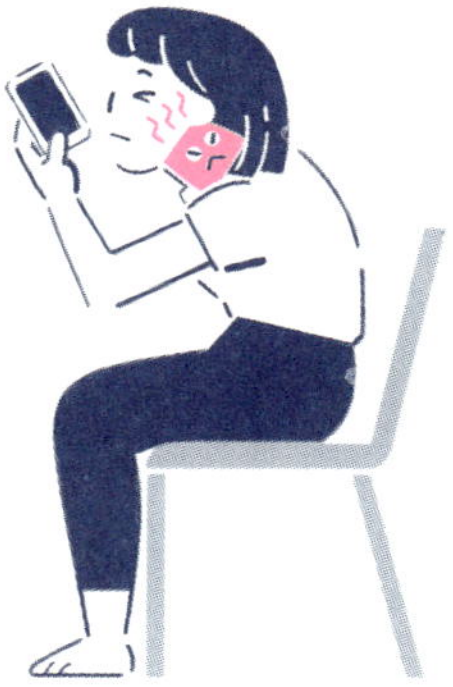

疲れる

コンタクトレンズを長時間装着している

疲れる

目の表面に異物が付着している状態。無意識にムダな力が入る

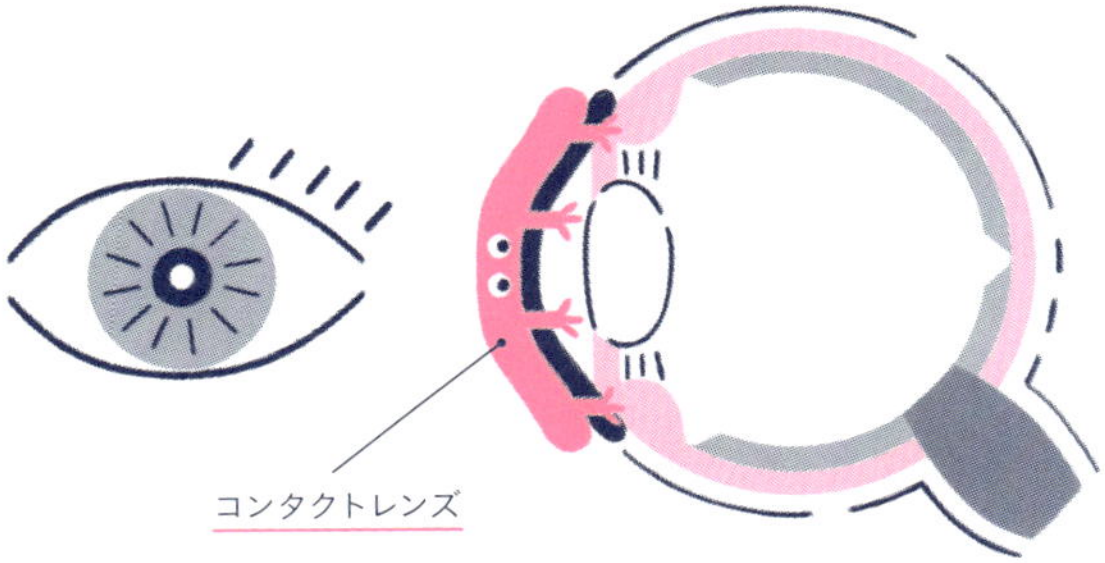
コンタクトレンズ

疲れる

角膜の表面がおおわれるため、酸素不足に

目だけでなく脳にも緊張を強いる

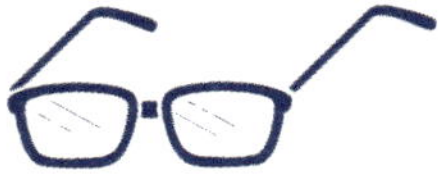

まばたきのたびにレンズが小さく動いて、ピントがずれるため、1日に数万回も画像処理する脳は疲労状態に。また、立体を見るために繊細な調整が可能なメガネに比べ、コンタクトレンズは平面的な見え方にならざるをえない。脳の認識や機能とのずれが、心身の疲労につながるといわれている。

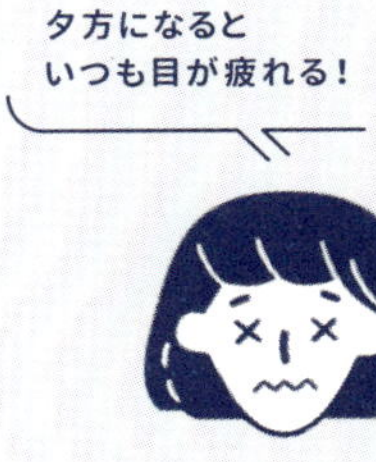
夕方になると
いつも目が疲れる！

疲れない

デスクワーク中、1時間に1回はストレッチ休憩を

疲れない

こまめに目の休憩をはさむと、疲れ目を予防できる

STEP1

遠くを見る

パソコン画面から目を離して遠くの目標物を見る。遠ければ遠いほどよい

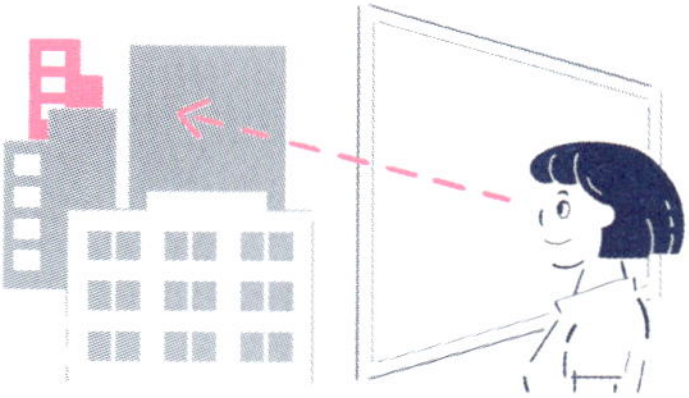

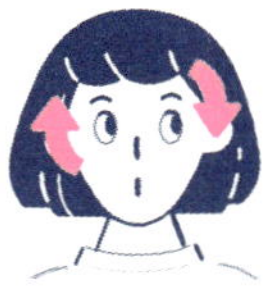

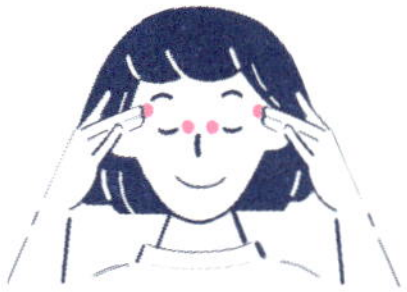

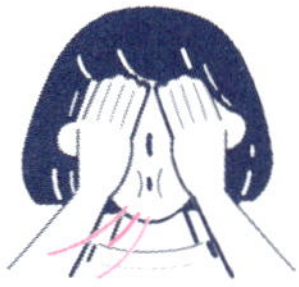

STEP2

回す

眼球を回す。右回し、左回しを交互に

STEP3

押す

こめかみと目頭を押さえる

STEP4

温める

こすった手をあて、適度に目を圧迫しながらリラックス

コリを防ぐ首ストレッチ

両手を思いきり伸ばして、顔を真上に向けて深呼吸。

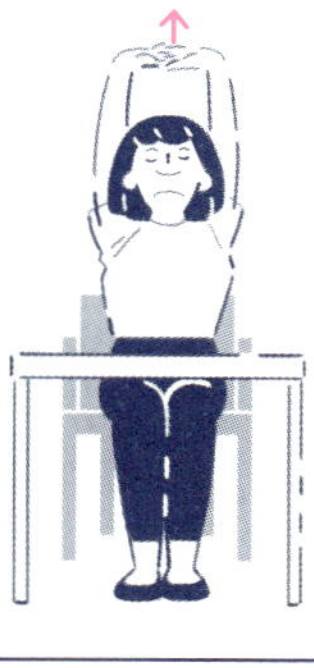

メモ

真上を向くことが少ない現代人

デスクワーク中心の生活は、首が硬直しがち。ときどき意識的に真上を向いて、首本来のしなやかさを取り戻そう。ちなみに猫背だと真上は向けない。上を向く前に、背すじを伸ばすことが大切。

PART 5

疲れないデスクワーク

デスクの配置替え

デスクの位置やまわりの家具の配置をときどき入れ替えると、姿勢が固定化されるのを防げる。ダイニングも定期的に席替えを。

電話中は目線を上げる

電話中はつい目線を下げがちだが、顔を上げた姿勢で話すほうが疲れにくい。ハンズフリーで通話できるイヤホンマイクを利用するのも◎。

カフェでの仕事はNG

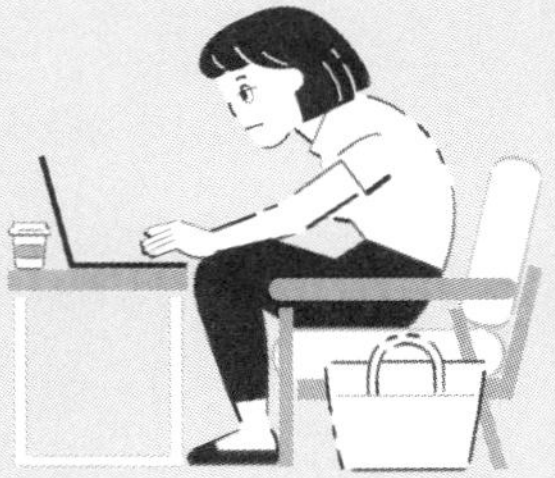

カフェのテーブルは低いタイプが多いので背中が丸まりやすく、パソコン作業には向いていない。できるだけ短時間で切り上げよう。

パソコン時間は短く

現代人にとって大きな負担となっているのがパソコン作業の姿勢。メールに費やす時間を電話やSNSの短いやりとりで代用するなど、時間を短縮する工夫をしてみよう。

PART
6

疲れない移動の仕方

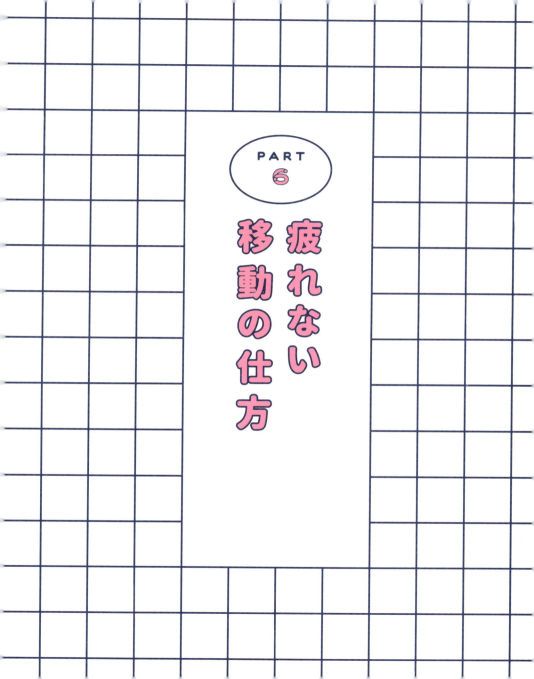

PART 6

疲れない移動の仕方

疲れる

揺れる電車内でふんばって立つ

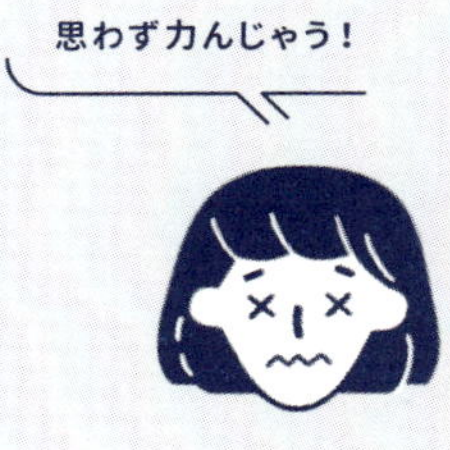

疲れない

電車の揺れに身を任せる

疲れる

力んでしまうと、
揺れが増幅されて
グラつく

疲れない

力がうまく
抜けていると、
揺れが吸収されて
グラつきにくい

疲れない

ひざを軽く曲げて
とくに下半身の
力を抜く

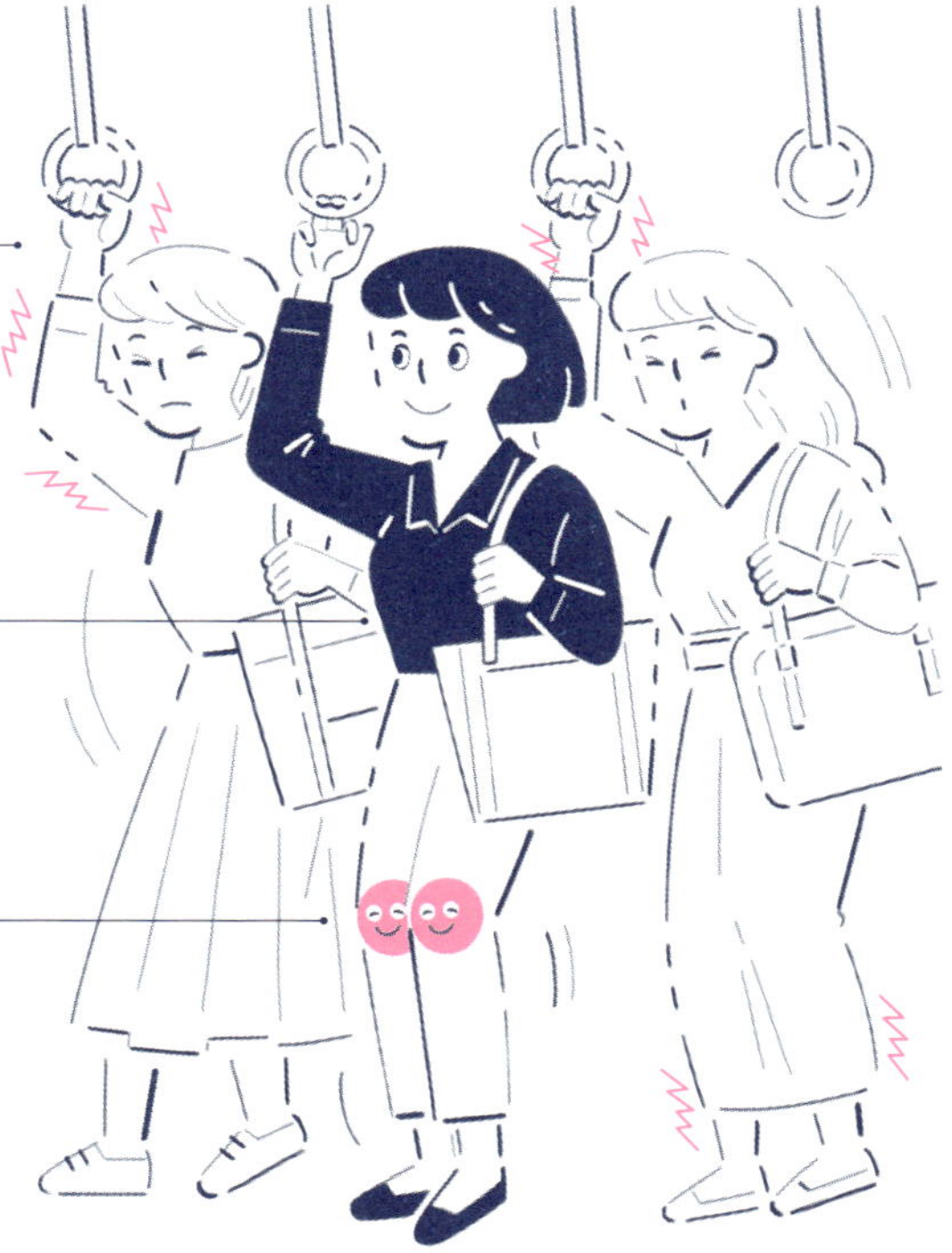

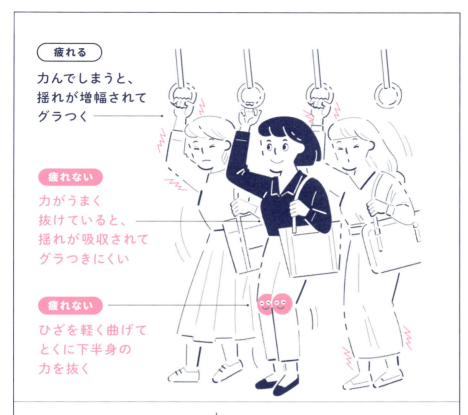

片足を外に開くと安定しやすい

足は肩幅くらいに開き、片方の足先を少し外側に向けると安定する。脚の力みも逃げやすい。

少し足を開く

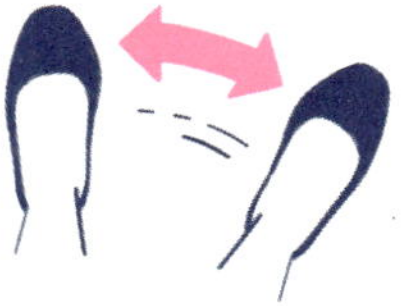

つり革を持つのは指2本でOK

背すじを伸ばしたよい姿勢で、適度に脱力して立てていれば、つり革は指2本で軽く持つだけで体を支えられる。その際、中指、薬指の2本がベスト。軽い力でも安定しやすく、5本指でガッチリつかむより疲れない。

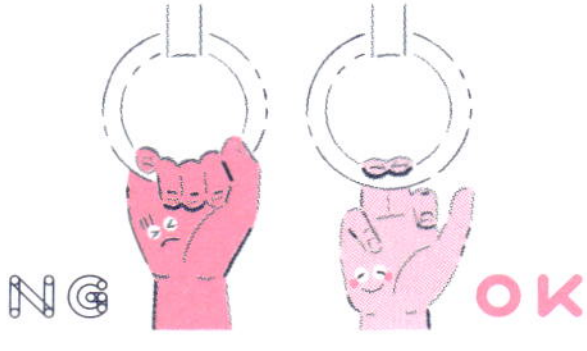

PART 6

疲れない移動の仕方

疲れる

電車内では必ず座って休憩タイムにする

疲れない

電車内ではあえて立ってストレッチタイムにする

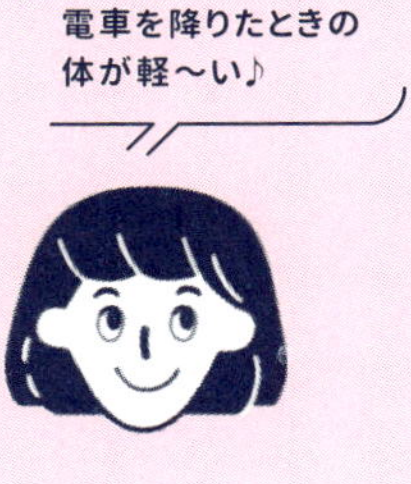
電車を降りたときの
体が軽〜い♪

疲れない

耳の後ろを引き上げて
背すじを伸ばす

疲れない

肩や背中のコリが
ほぐれる

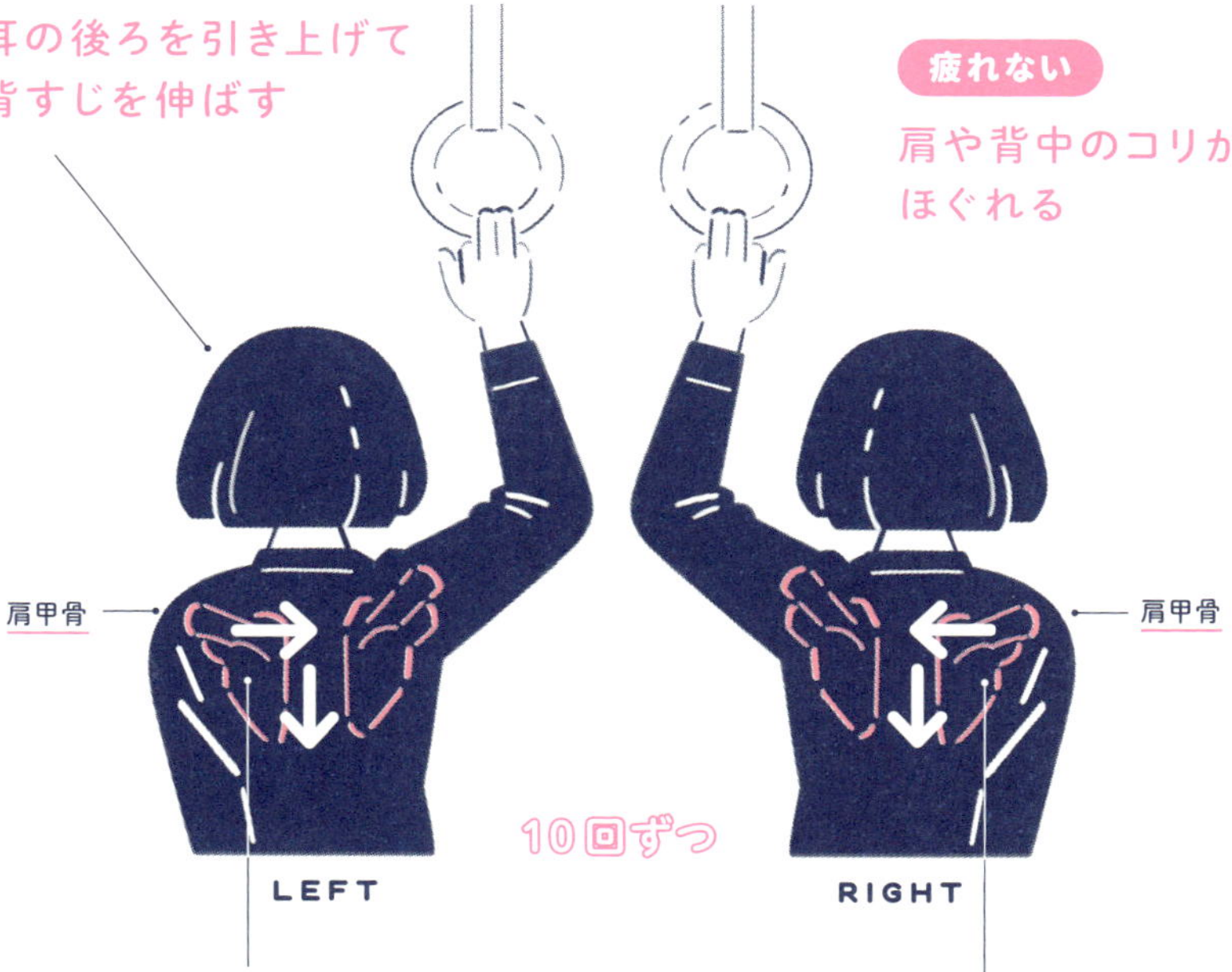

肩甲骨
肩甲骨
10回ずつ
LEFT
RIGHT

疲れない

つり革を持っていない側の肩甲骨を
寄せて、下げる。これを左右各10回行う。

つま先上げで
ふくらはぎの疲れをリセット

ふくらはぎには血液を心臓に戻すポンプの役割がある。積極的に刺激して下半身の老廃物の排泄を促そう。座るという動作は、疲労回復のイメージだが、じつは逆。血流が滞って動きも制限されるので疲れやすくなる。

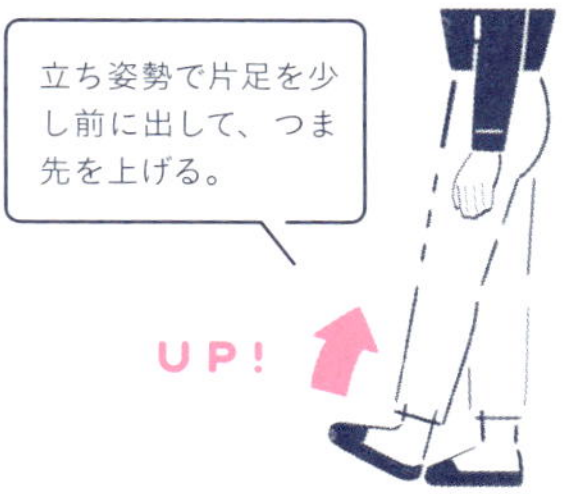

立ち姿勢で片足を少し前に出して、つま先を上げる。
UP!

疲れる

飛行機や新幹線ではリクライニング機能を使う

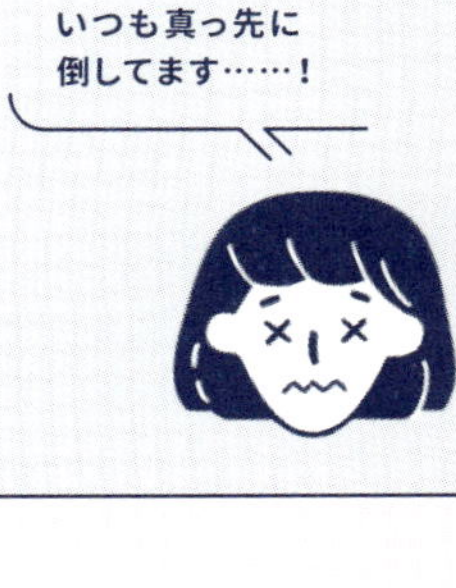
いつも真っ先に
倒してます……！

疲れない

リクライニング機能は使わない

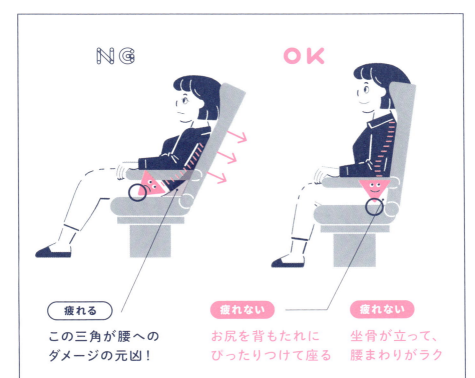

疲れる

**この三角が腰への
ダメージの元凶！**

疲れない

**お尻を背もたれに
ぴったりつけて座る**

疲れない

**坐骨が立って、
腰まわりがラク**

倒すときは丸めたタオルですき間を埋める

長距離移動で、途中からどうしても倒したくなったら、丸めたタオルなどで、腰と背もたれの間にできる三角のすき間を埋めると疲れにくい。

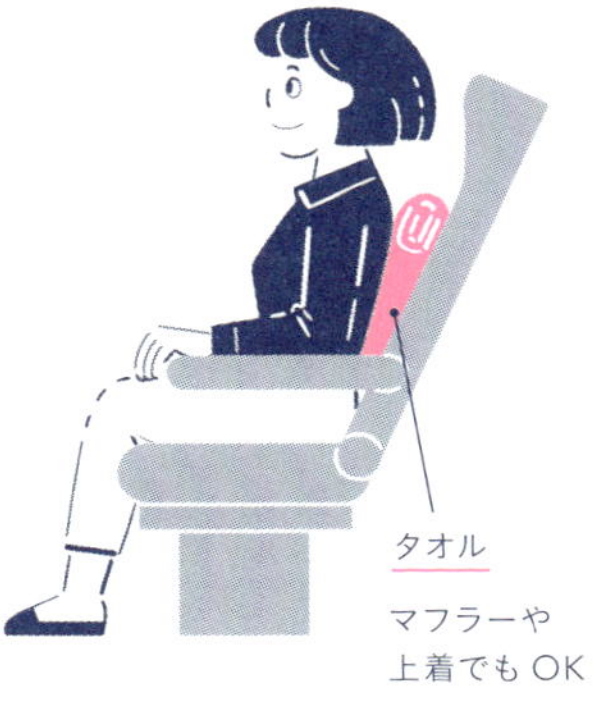

車の座席も深く座るとラク

運転中もリクライニング機能は使わずに、坐骨を立てて座ると腰痛を防げる。最初から背もたれが斜めに設定されているシートの場合は、丸めたタオルか市販の専用シートなどで腰をサポートして。

PART 6

疲れない移動の仕方

疲れない

車やタクシーの座席にはお尻から乗り込む

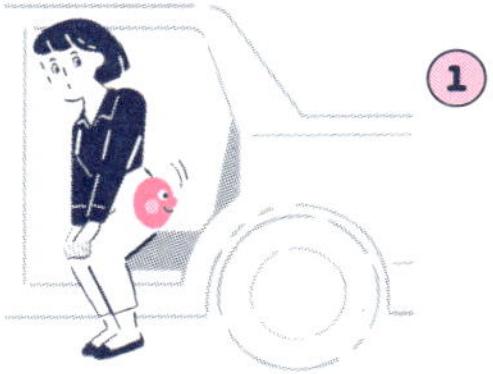

疲れない

背すじをまっすぐに
保ったまま、
お尻から乗る

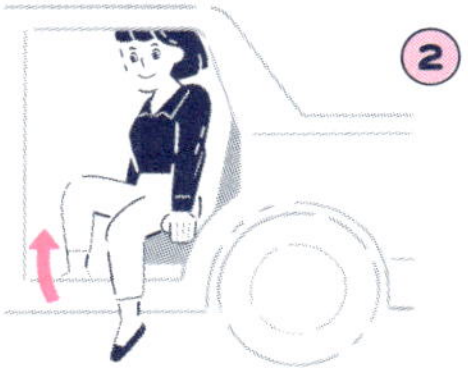

疲れない

脚は最後に乗せる。
片脚ずつでOK

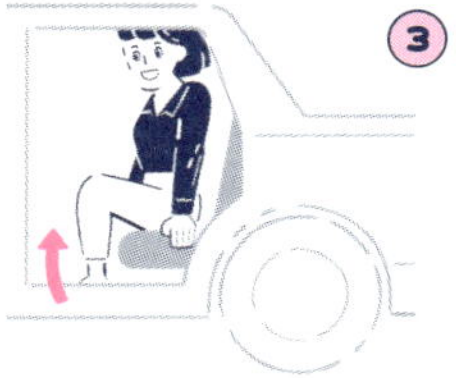

頭から乗り込むと
腰を痛める心配が！

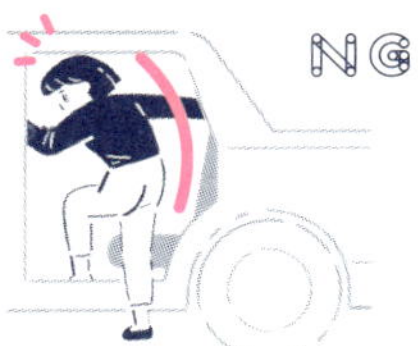

身をかがめた状態で乗車すると背中が丸まり、腰を痛める原因に。

メモ

降りるときは脚から

体を回転させて、最初に脚を降ろす。背すじをまっすぐにキープしたまま、上半身を傾けて降りると体がラク。見た目もスマート。

疲れない 急ぐときは、歩幅を広げる

疲れない

みぞおちから
脚が生えている
イメージで脚を出す

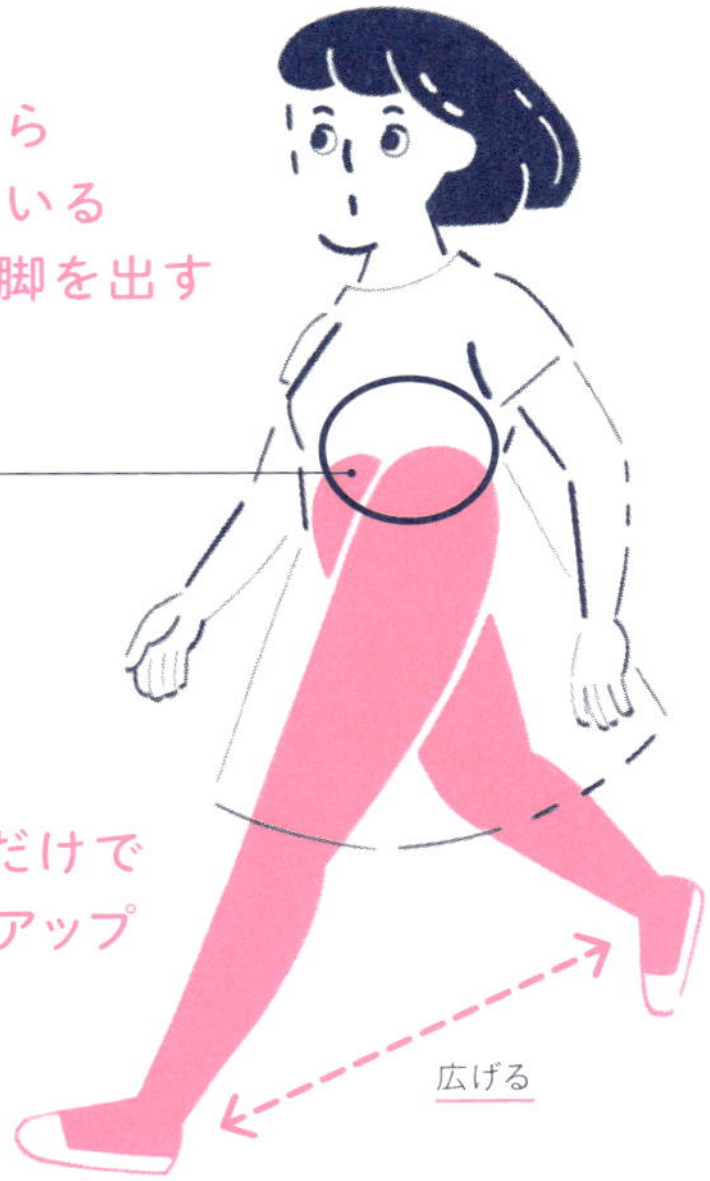

疲れない

歩幅を広げるだけで
ラクにスピードアップ

歩幅がせまい小走りは疲れる

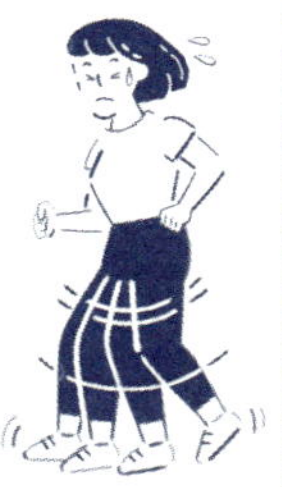

足先だけをちょこちょこ動かす小走りは疲れやすく、ひざ下に余分な力が入ってしまう。みぞおちから脚を動かして、ダイナミックに歩いてみて。

メモ

タイトスカートは疲れやすい

洋服選びは、背すじを伸ばした姿勢のまま、無理なくしゃがめる服かどうかがポイント。とくに、しめつけのきついズボンやタイトスカートは、脚の動きが邪魔されるので、歩行時の疲れを招きやすい。

疲れる

自転車は脚の力だけでこぐ

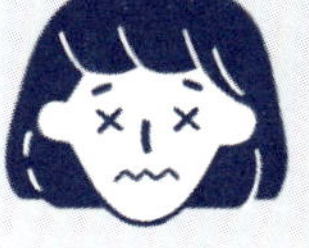
ペダルが重たくて
すぐに疲れる……

疲れない

自転車はみぞおちからペダルをこぐ

自転車に乗るときも猫背にならないことが大切！

猫背だとみぞおちからこげず、ペダルが重く感じる。

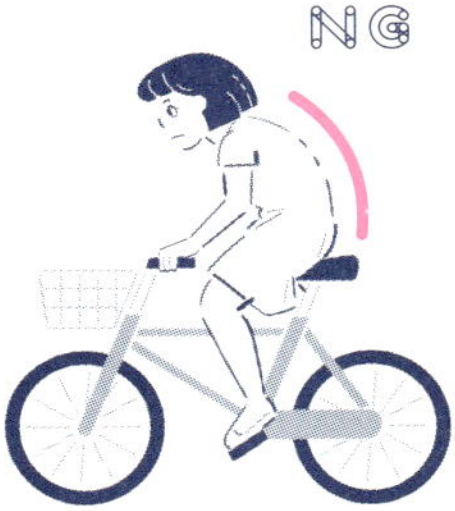

サドルの高さは足がつくかどうかではない

ペダルがいちばん遠い位置にきたとき、脚をまっすぐ伸ばせる高さにサドルを調節すると、効率よくこげる。足裏が地面につく高さは、低すぎて疲れる。

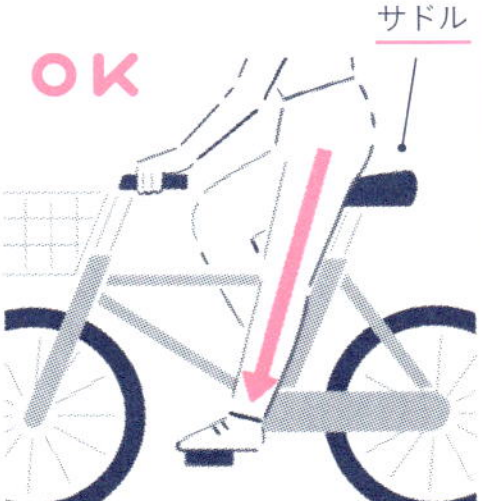

疲れない

耳の後ろを引き上げて姿勢を正す

疲れない

脚はみぞおちから動かす

疲れない

ハンドルは腕で左右交互に引く

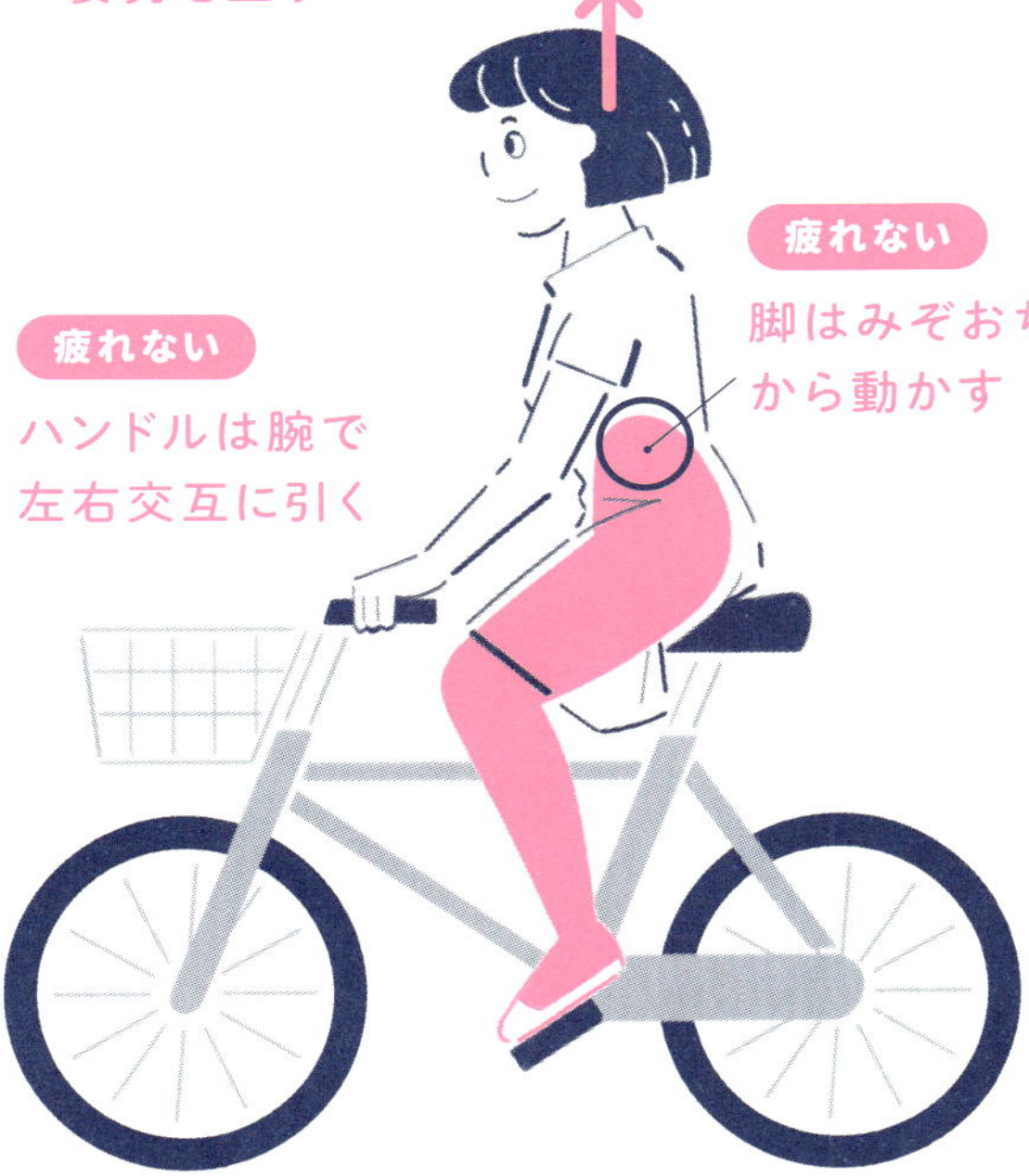

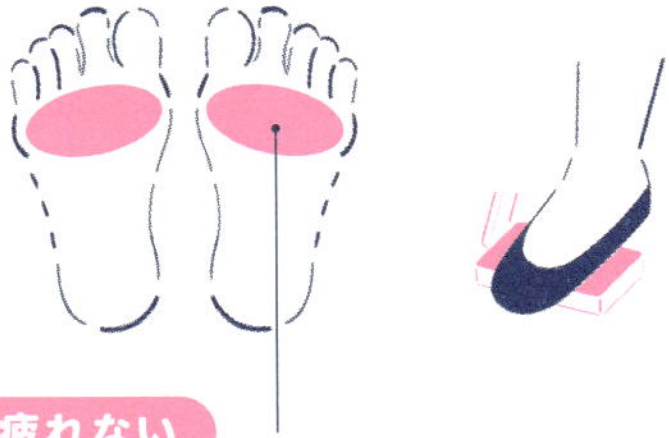

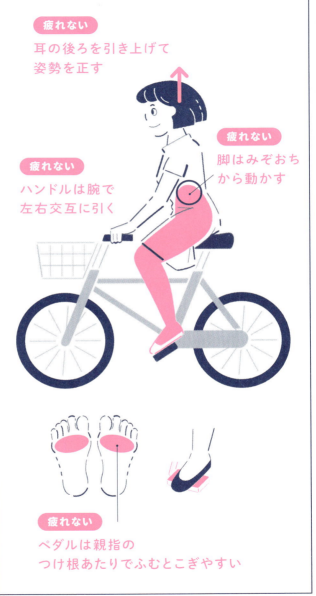

疲れない

ペダルは親指のつけ根あたりでふむとこぎやすい

PART 6

疲れない移動の仕方

スマホ時間は短く

電車などの移動中に多いのが、下を向いてスマホをチェックする人。首へのダメージが大きいので、目の高さに持ち上げて。

エレベーターで姿勢チェック

エレベーターには鏡がついていることが多い。身だしなみのチェックだけでなく、猫背になっていないか、壁に背中をあてて5点つくか（P31参照）など、姿勢もセルフチェックして。

移動中の仮眠はNG

乗り物内で眠ってしまうのは、睡眠時間が足りていない証拠。夜眠れなくなってしまうので、昼間の仮眠はなるべく控え、夜の睡眠時間をしっかり確保しよう。

ひと駅ぶんの体幹トレーニング

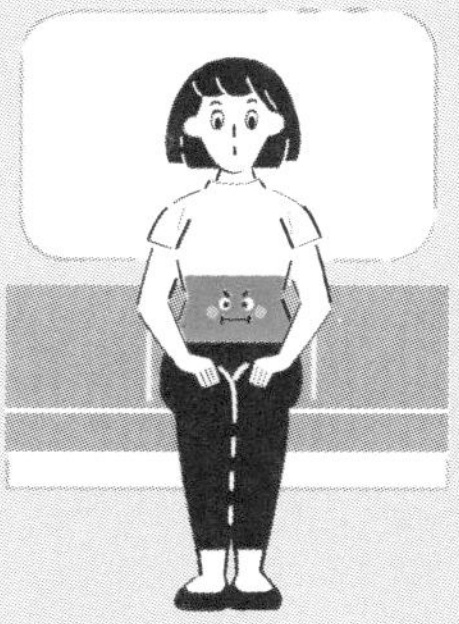

息を吐き切ってお腹に力を込め、そのままの状態で普通に呼吸をつづける。これをひと駅ぶんくり返してみよう。電車を降りたときに、いつもより歩きやすいと感じるはず。

PART 7

疲れない持ち方

PART 7

疲れない持ち方

疲れる

バッグは
体から離れるほど疲れる

疲れない

バッグは
体にぴったりくっつける

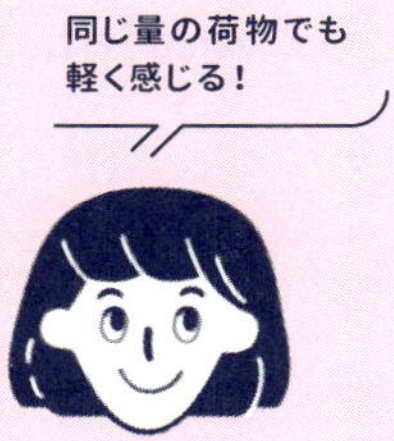
同じ量の荷物でも
軽く感じる！

肩ひもは短く

リュックの肩ひもが長すぎると、荷物が揺れて重心が後ろに傾きやすい。肩ひもはできるだけ短めに調節するのが、負担を減らすコツ。

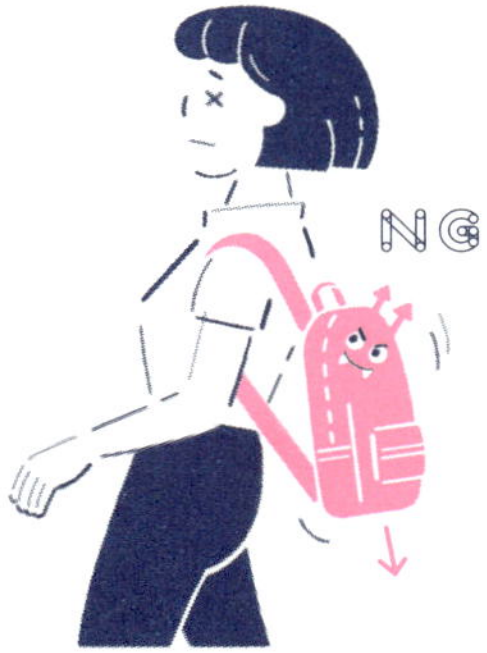

「荷物は揺らさない」が鉄則

背中の上部は、揺れにくい。そこに荷物をできるだけぴったりつけると、荷物が揺れないのでラク。

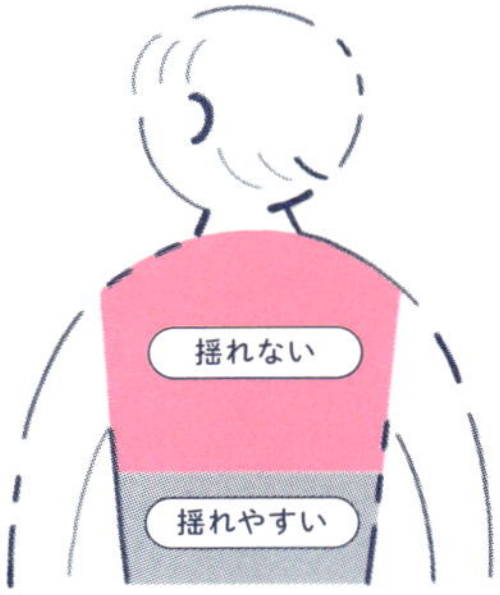

疲れない

いちばん疲れにくいのはリュックタイプ

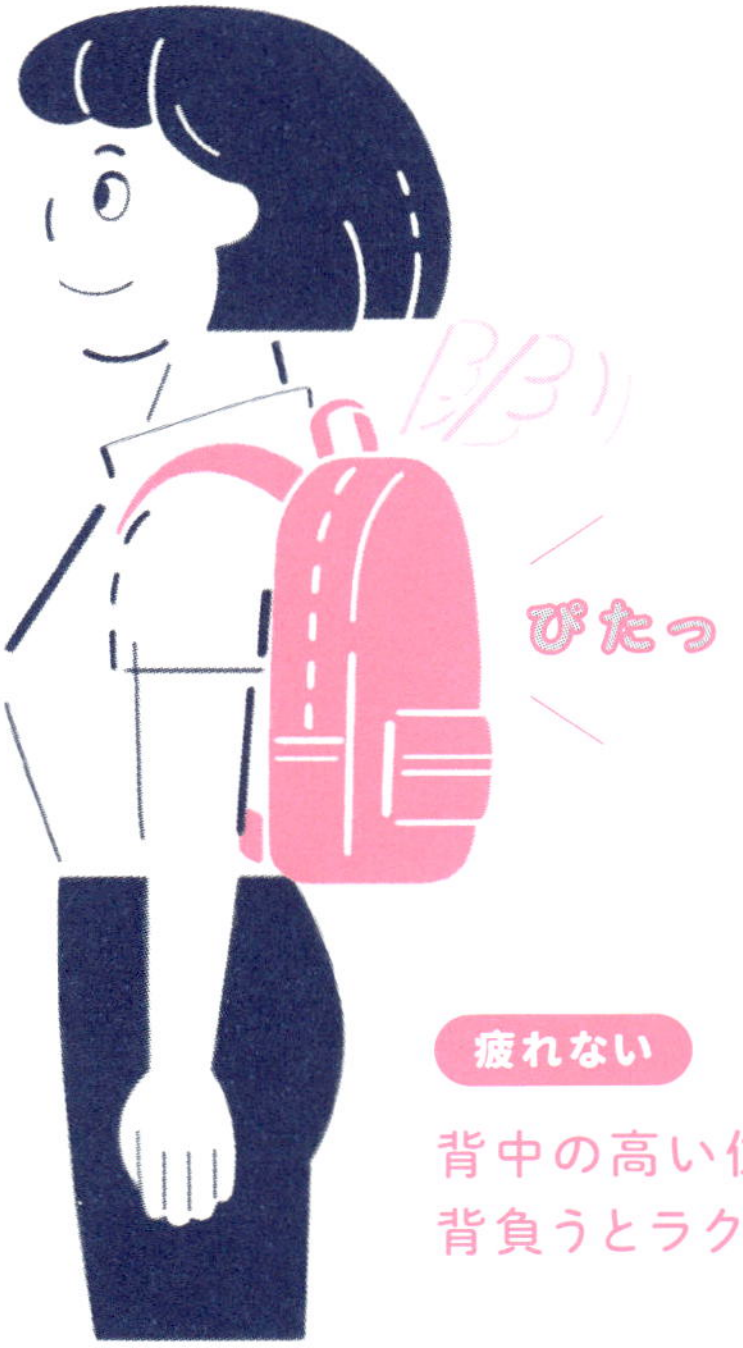

疲れない

背中の高い位置で背負うとラク

メモ

チェストベルトがあるともっとラク！

重いリュックを背負う人には、胸の前で留めるチェストベルト付きがおすすめ。リュックの肩ひもがずり落ちるのを防げる上、体とリュックの一体感が高まり、揺れを抑えられる。後付けできるチェストベルトもあるのでチェックしてみよう。また、肩ひもは太めがいい。

PART 7

疲れない持ち方

疲れない

バッグは小脇に抱える

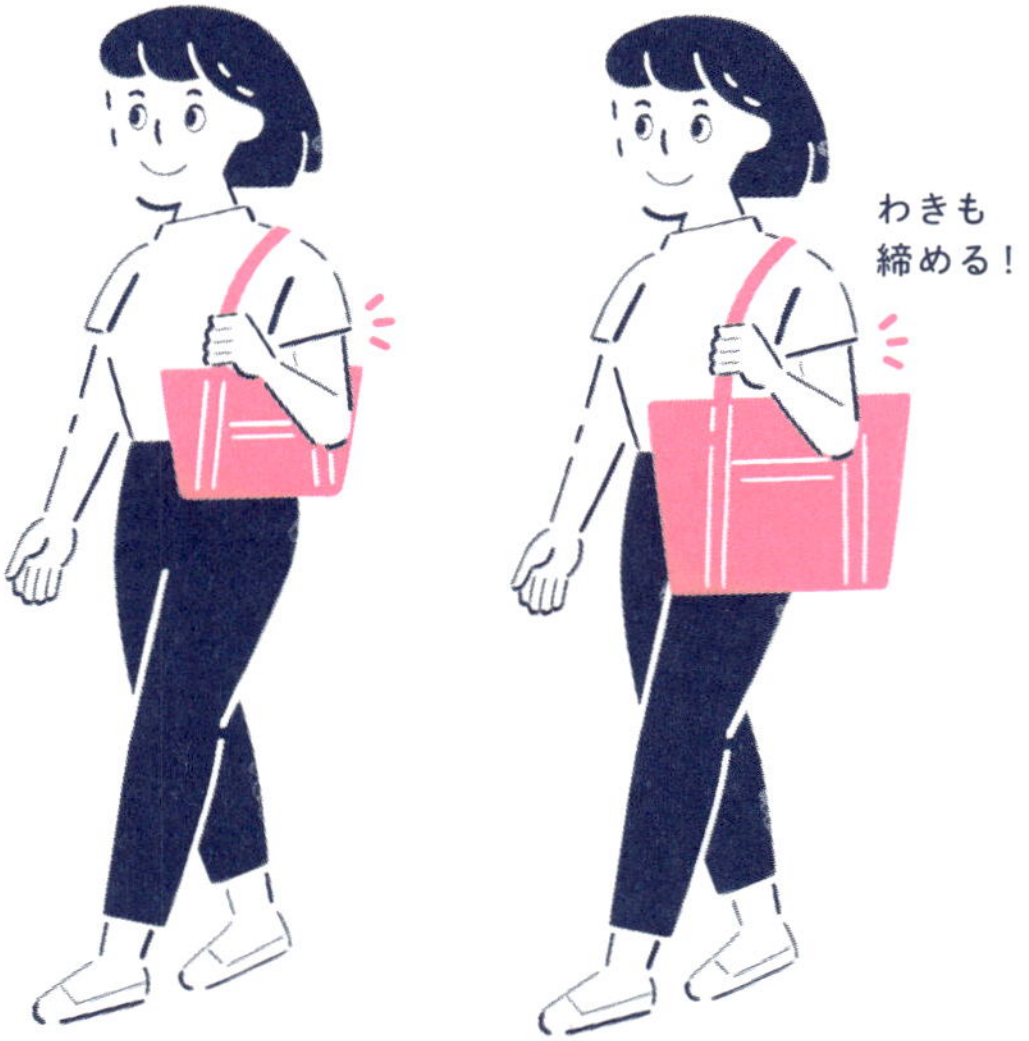
わきも
締める！

疲れない
持ち手は小脇に抱えられる長さ

疲れない
体にぴたっとつけて持つ

疲れるのはこんな持ち方！

NG

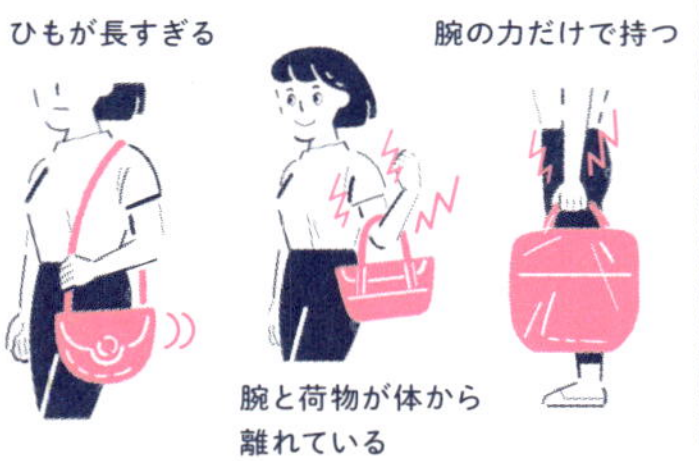
ひもが長すぎる
腕と荷物が体から離れている
腕の力だけで持つ

メモ

斜めがけバッグも揺れない長さに

斜めがけにする際も、ひもは短めにして体にできるだけぴたっとつけて持つとラク。背中側に密着させられるボディバッグやメッセンジャーバッグもおすすめ。

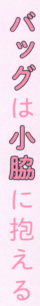

PART 7

疲れない持ち方

疲れない

バッグは左右交互に持ちかえる

疲れない

ときどき反対に持ちかえる

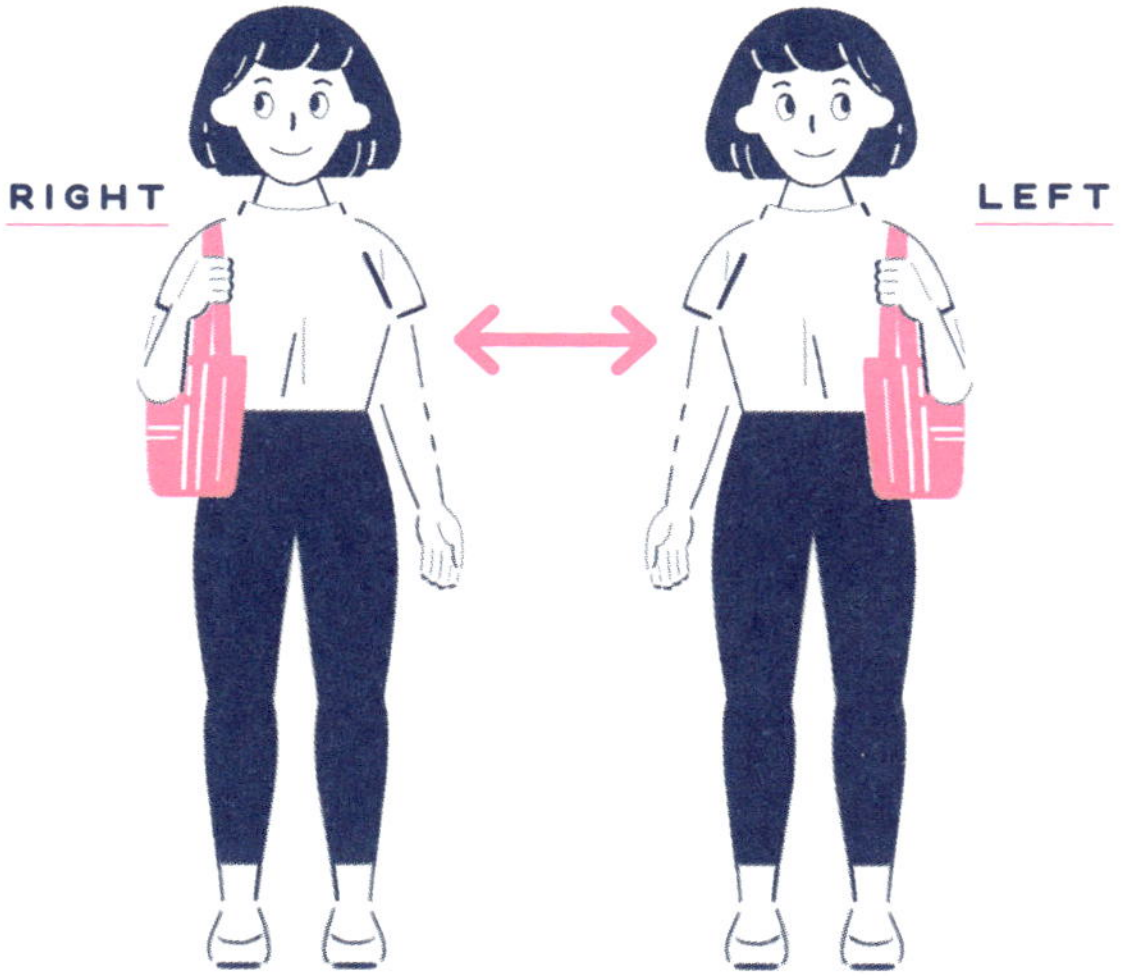

疲れない

肩コリや姿勢の崩れも防げる

持ちにくいほうを多めに

どちらか一方の腕で持ちつづけると、負担がかかるだけでなく、左右バランスも崩れる。体の使い方にクセが出てしまうので、持ちにくいほうを意識的に使って。最初はきつくてもだんだん慣れる。それは体のバランスが整ってきた証拠。手さげバッグやキャスター付きのキャリーバッグでも同様。

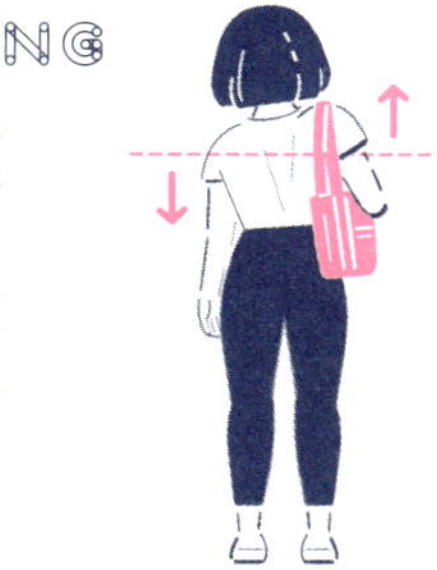

PART 7

疲れない持ち方

疲れない

買い物をしたら袋を2つに分ける

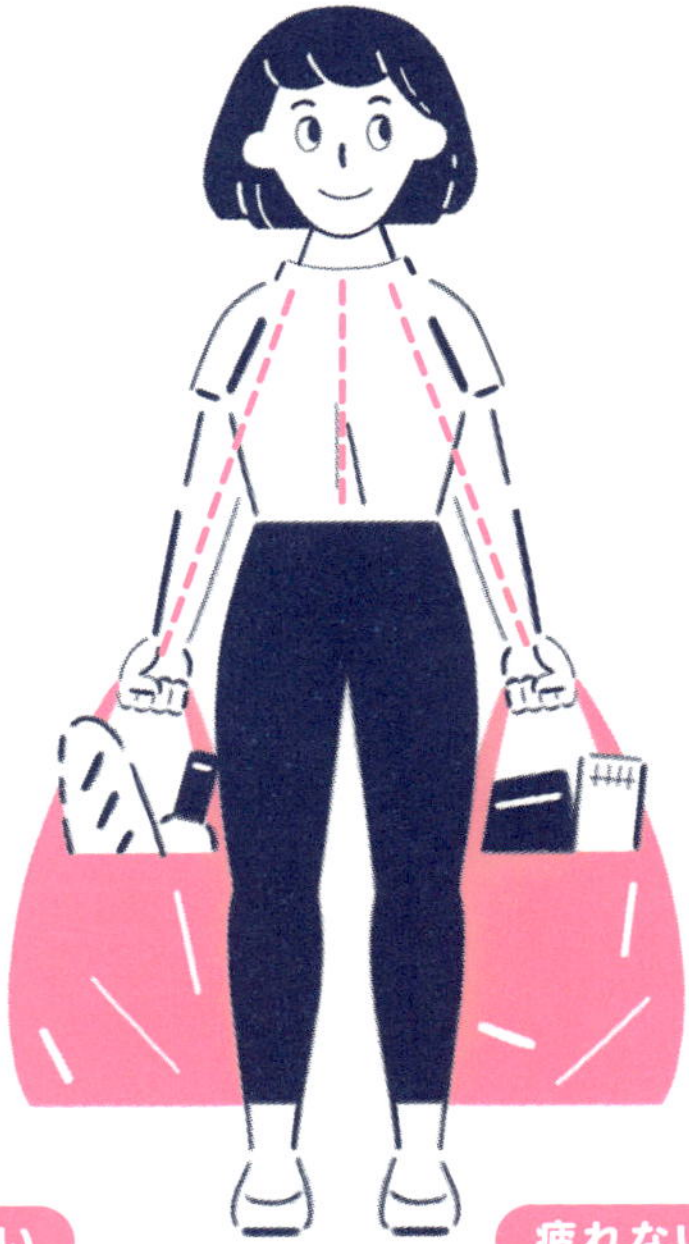

疲れない

量が増えたら
2つに分けて持つ

疲れない

左右のバランスを
崩さない

重いものを買うときは リュックが便利

量が多いときや重いものを買うときはリュックを使おう。手で持つものはなるべく減らして。折りたたんで携帯できるナイロン製のリュックも便利。

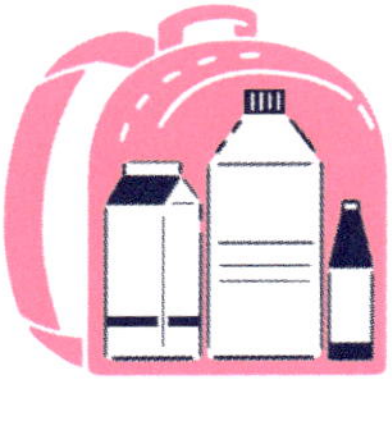

PART 7

疲れない持ち方

疲れない
疲れたら荷物を胸の前で抱える

疲れない

背すじを
まっすぐにして
お腹の力で抱える

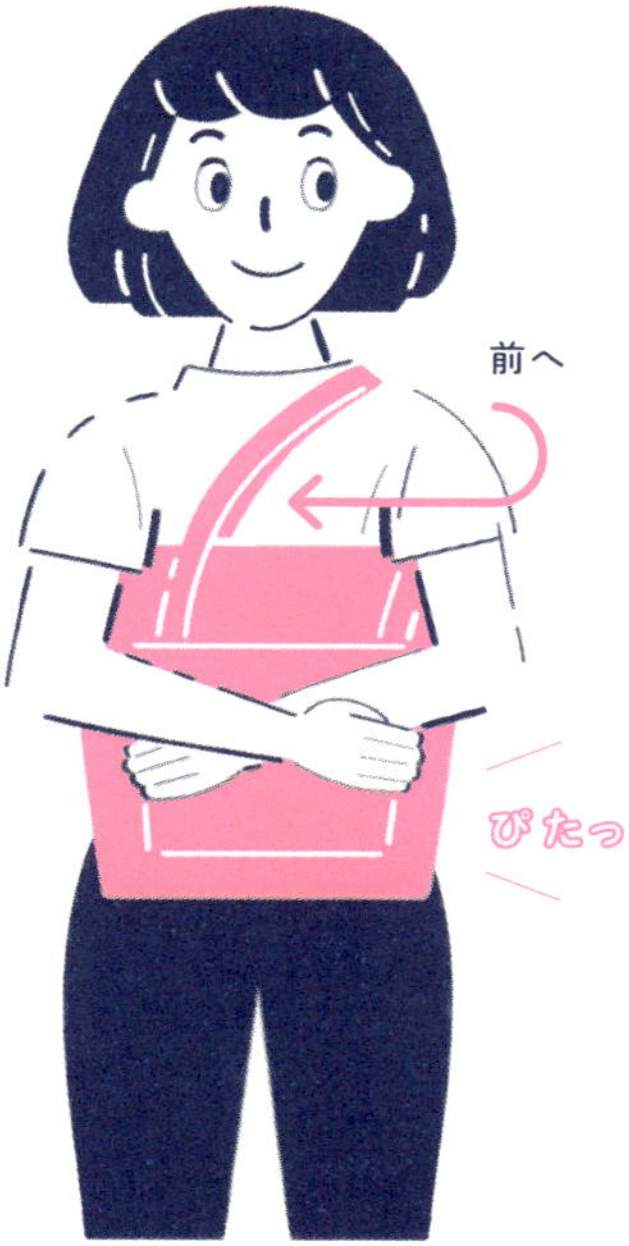

疲れない

荷物を胸の前に
ぴたっとつける

胸の高さだと持ちやすい

胸まわりの骨格(ろっ骨)の部分は歩行時に揺れにくいので、胸の前で荷物を抱えると安定しやすい。また、両手を交差させると、背中の筋肉がうまく働いて軽く感じる。

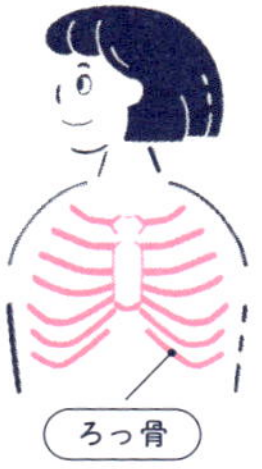

この範囲内で荷物を抱える

メモ

区間を決めて前で持つ

長時間、肩や腕だけで荷物を持ちつづけるのは、肩コリや腕の疲れのもと。「通勤時の電車内だけ」、「坂を下るときだけ」などと、区間を決めて荷物を前で抱えると、疲れにくい。

PART 7

疲れない持ち方

疲れる

重いゴミ袋を腕の力だけで持つ

疲れる

腕の力だけでゴミ袋を持ち上げようとする

NG

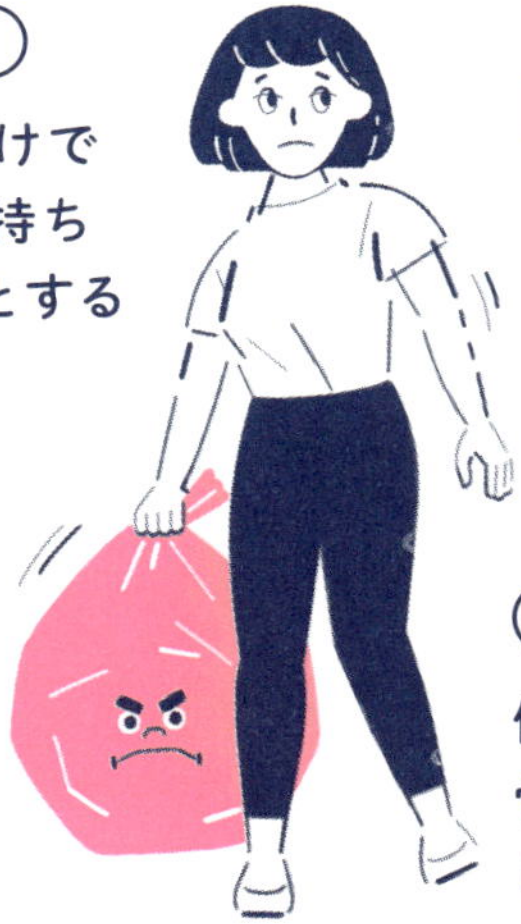

疲れる

体が斜めに傾き骨格がゆがんでしまう

ダンボールゴミは小脇に抱えて運ぶ

大きいダンボールの間に小さめのダンボールをたたんではさむと、コンパクトにまとまる。運ぶときは、体にぴたっと密着させると持ちやすい。

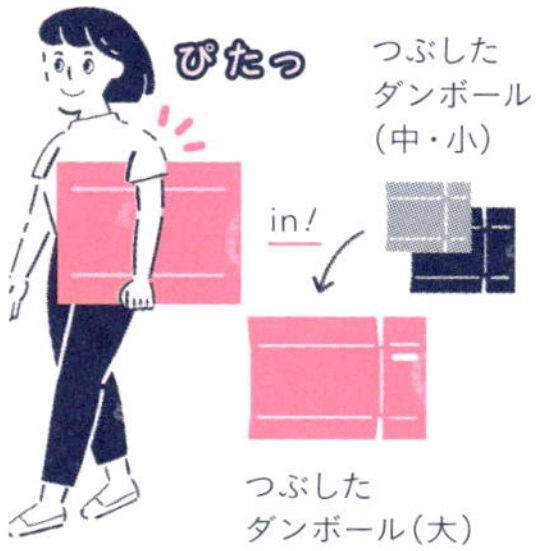
ぴたっ
つぶしたダンボール（中・小）
in!
つぶしたダンボール（大）

背中をまっすぐにして、お腹の力で持つとラク！

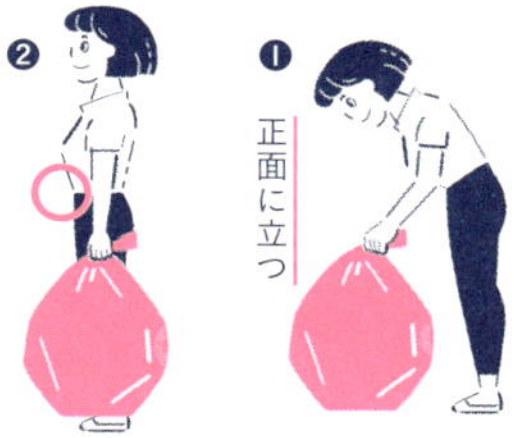
❷
❶
正面に立つ

❶ゴミ袋の正面に立ち、脚のつけ根から上半身を曲げてゴミ袋を持ち上げる。

❷できるだけ体をまっすぐにして、お腹まわりにぐっと力を込めながら運ぶと重いゴミ袋も軽く感じられる。

PART 7

疲れない持ち方

疲れない

トレイを持つときは ひじを体につける

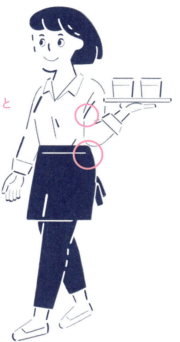

疲れない

わきを締めて
ひじを体につけると
グラグラしない

ひじが体から離れるとグラつく

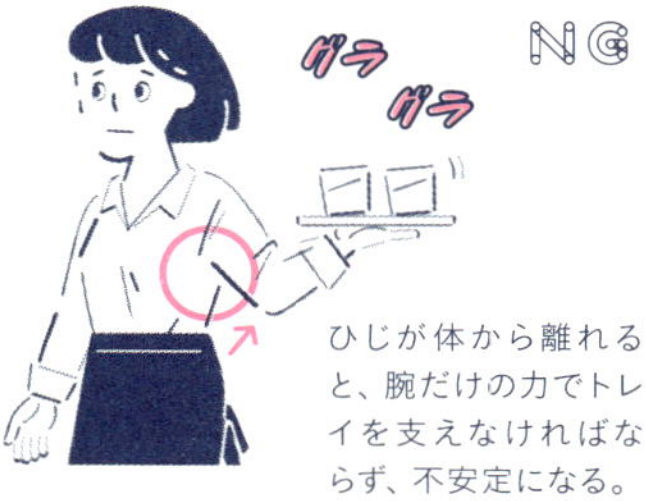

ひじが体から離れると、腕だけの力でトレイを支えなければならず、不安定になる。

体と一体化させるのがコツ！

ひじを体につけることで、体とひじから腕の先までが一体化する。そのため、トレイが安定して、グラグラしにくくなる。その際、背すじをまっすぐに伸ばすことも大切。

PART 7

疲れない持ち方

疲れる

いきなり重いものを
持ち上げる

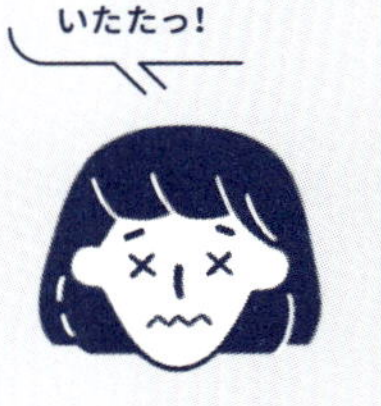

疲れない

一度しゃがんでから
お腹の力で持ち上げる

腰を落とさずに持つと痛い目に

ひざを伸ばしたまま、床のものをいきなり持ち上げようとすると、腰や背中を痛めてしまう。ギックリ腰の原因にも。床のものを拾うときも同じで、ひざをしっかり曲げて腰を落とそう。

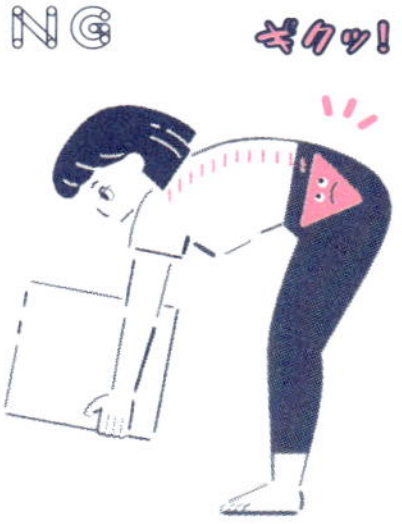

猫背の状態だと持ち上げる力が出ない

腰を落としても、猫背の状態だとお腹に力が入らない。重い荷物を持ち上げにくい上に、重さに負けて、腰や背中に負担がかかってしまう。

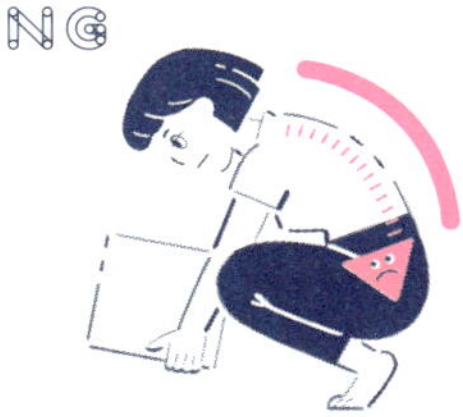

疲れない

背すじを伸ばすとお腹に力を込めやすい

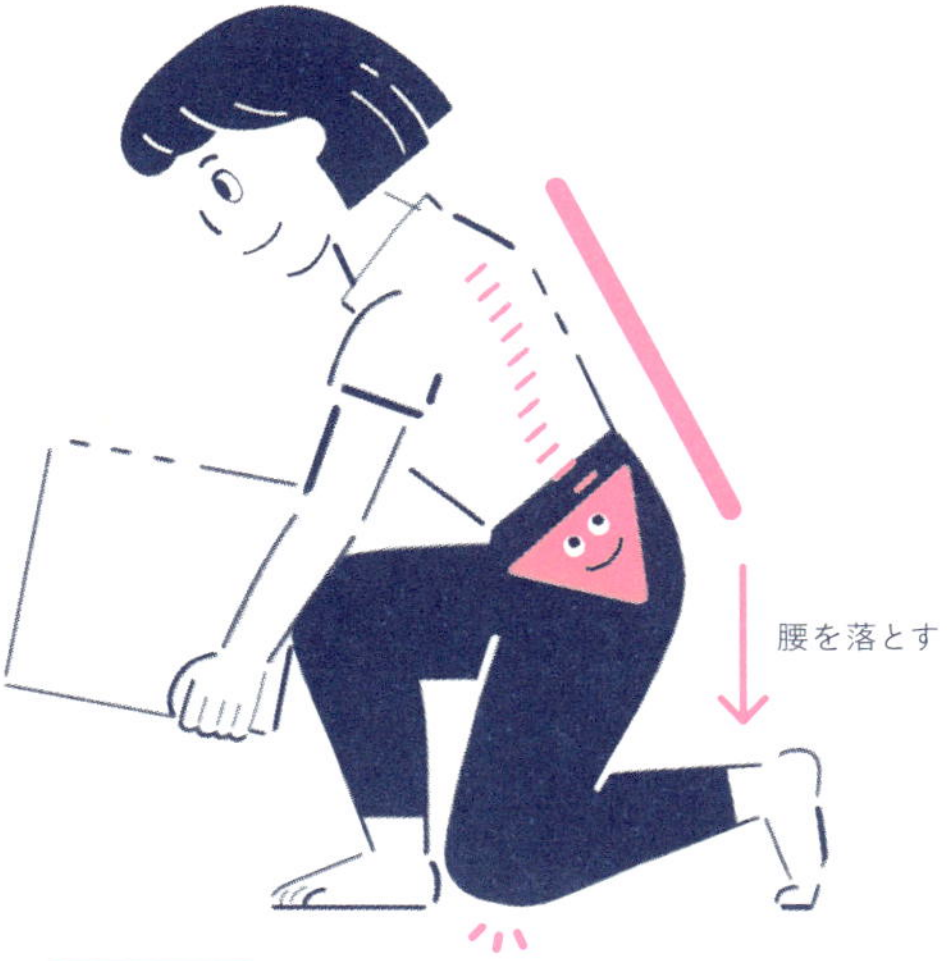

疲れない

腰を落として体をものに近づけて持つ

疲れない

片ひざを床につけるとラク

メモ

重たいものを不用意に持たないで!

とっさに重いものを持とうと手を出すのはケガのもと。背すじを伸ばし、耳の後ろを引き上げて(P.33)、全身の姿勢を整えてから、ゆっくり腰を落とす。すると、お腹に力を入れやすく腰を痛めにくい上に、荷物が軽く感じられる。

疲れない持ち方

疲れない

赤ちゃんは胸の高い位置で抱っこする

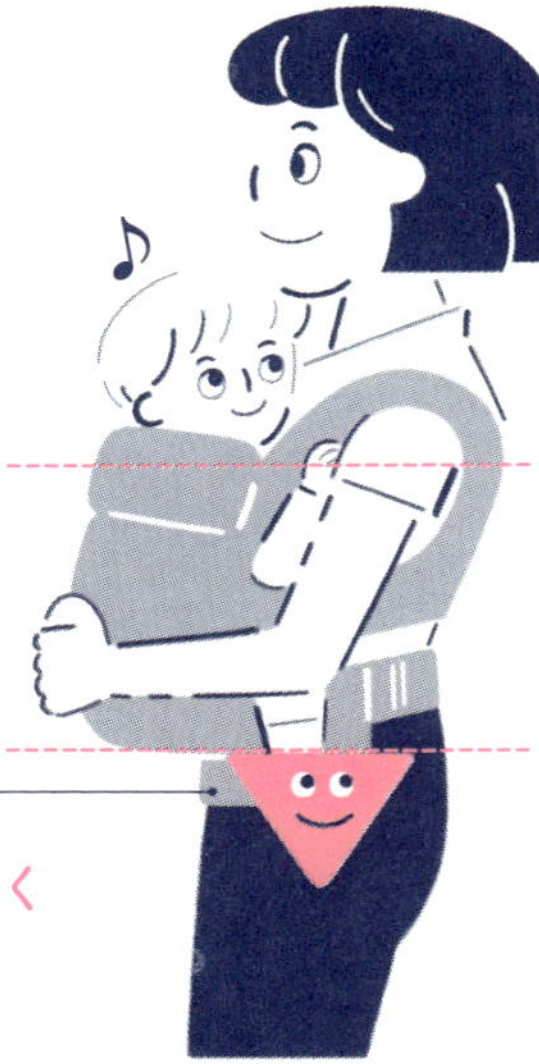

疲れない

胸の前に赤ちゃんがくるように、肩ひもを調整する

疲れない

腰ベルトは骨盤に巻く
（ウエストではない！）

一体感がないとつらい！

NG

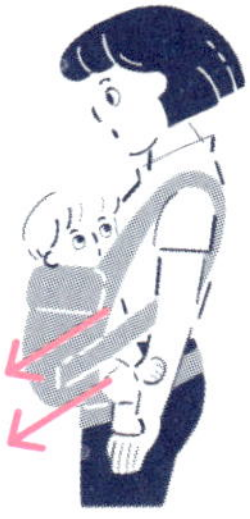

ひもが長すぎると、赤ちゃんの重みで下に引っ張られて腰を痛めてしまう。また、赤ちゃんと密着していないと、体の力をうまく使えず疲れてしまう。

メモ

抱っこをする人によって調節を

夫婦間などで抱っこひもを共有する場合は、装着するたびに、自分のサイズに調節することが大切。

PART 7

疲れない持ち方

人を抱えるときは体を密着させる

疲れない

背すじを伸ばして、真上に引き上げる

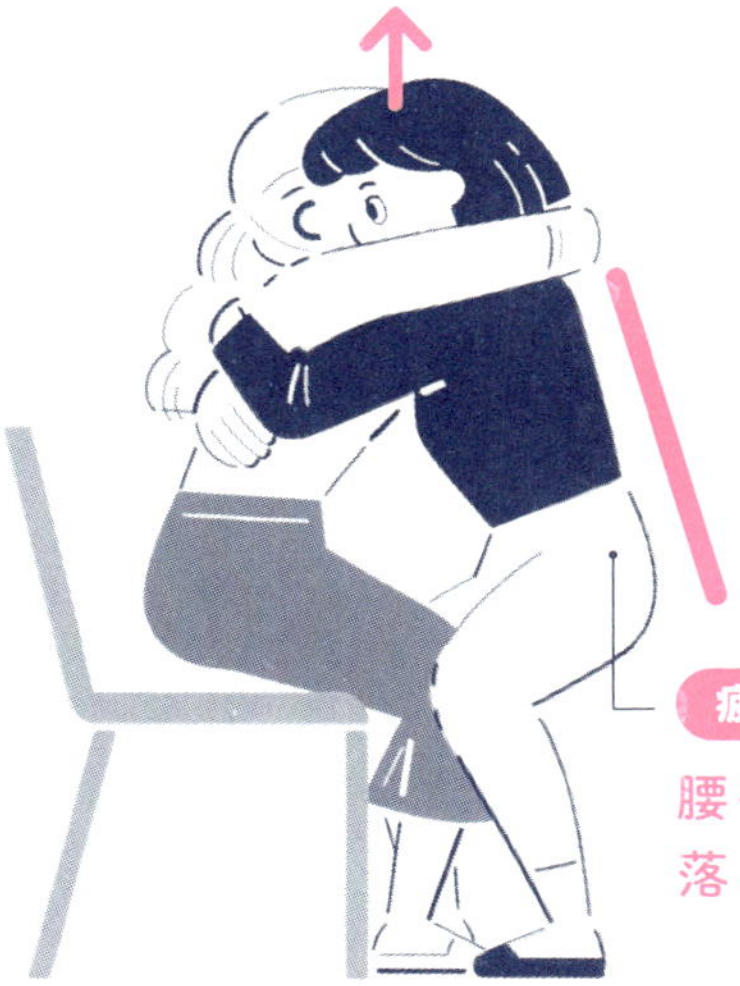

疲れない

腰をしっかり落とす

疲れない

腕を回して、自分の体を相手に密着させる

力任せに抱えると腰を痛めてしまう

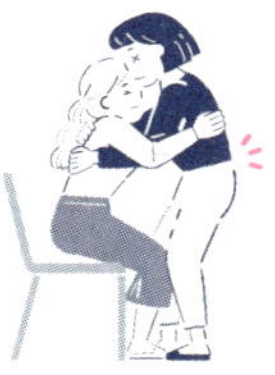

腰を落とさなかったり、背中が丸まった姿勢のままだったりすると、力が入りにくい。力任せに抱えようとすると、腰や背中を痛めてしまうので注意して。

メモ

相手との“密着感”がポイント！

相手に体を密着させると、腕だけでなく、体幹や背中側の力も使える。気分が悪くなった人の介抱や高齢者の介護などで、人を抱えなければならない場面では“密着感”を意識して。

酔った人や
体調の悪い人を
起こすのに便利！

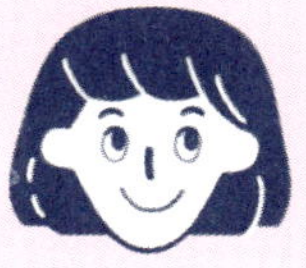

PART 7 疲れない持ち方

台車やベビーカー

押す際に、つい前かがみになりがちだが、これが腰の疲れを招くもと。耳の後ろを引き上げてよい姿勢をキープしたまま、まっすぐ前に押すと疲れにくい。

力が入りやすい指は？

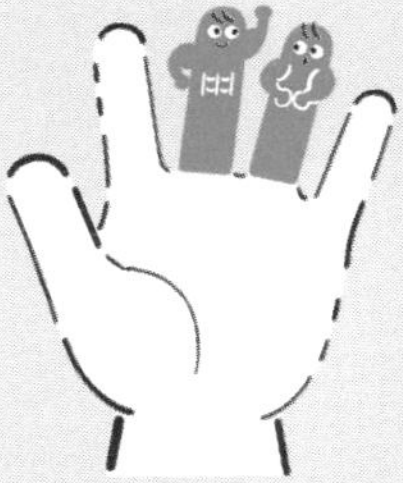

手の中でも、とくに中指と薬指は力を入れやすい指。筋肉の構造上、背中まで連動していて、体の奥から力を込めやすい。ものを持つときは、この2本の指を意識してみよう。

体幹プチトレーニング

重いものをラクに持ち上げるために必要とされるのは、お腹まわりの体幹の力。体幹力をアップする動きをためしてみよう。

STEP1

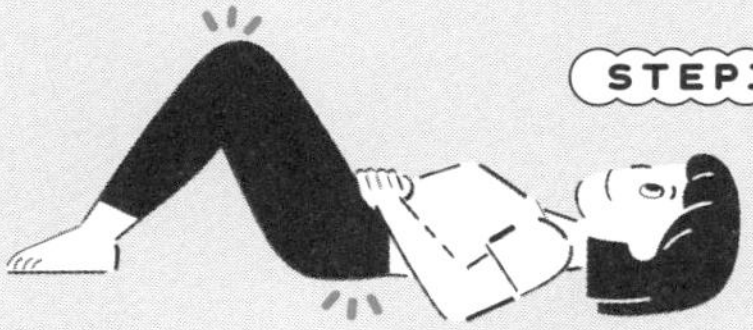

仰向けになり、両ひざを立てる。腰が床についていることを確認。

STEP2

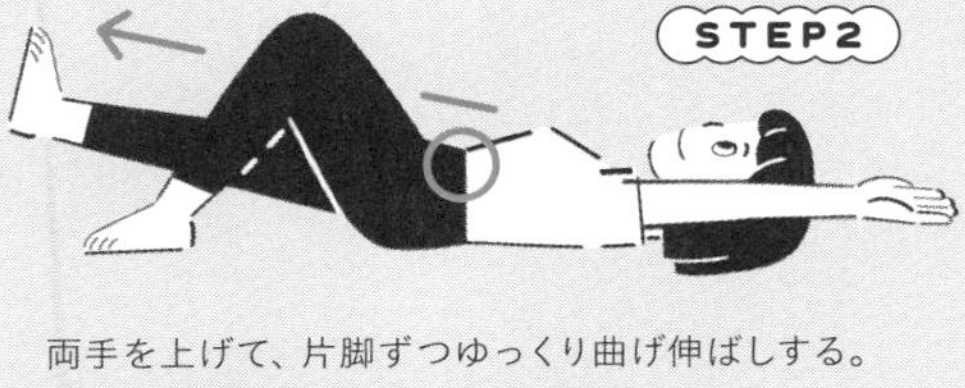

両手を上げて、片脚ずつゆっくり曲げ伸ばしする。体幹に力が入っていることを意識して。

PART 8

疲れない生活

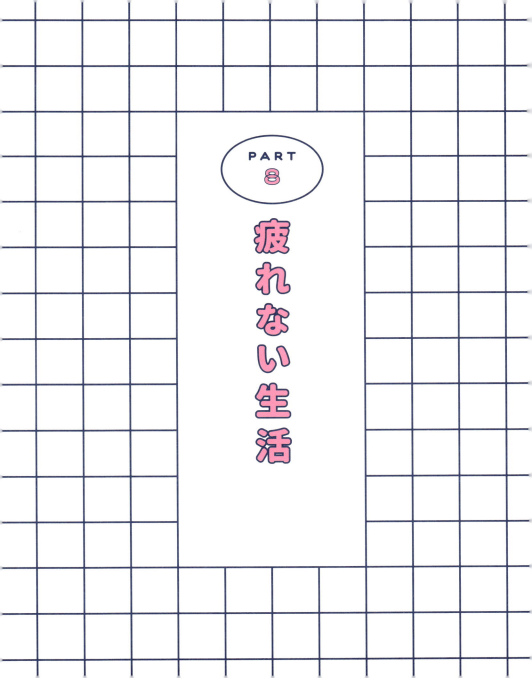

疲れる

運動の習慣がない

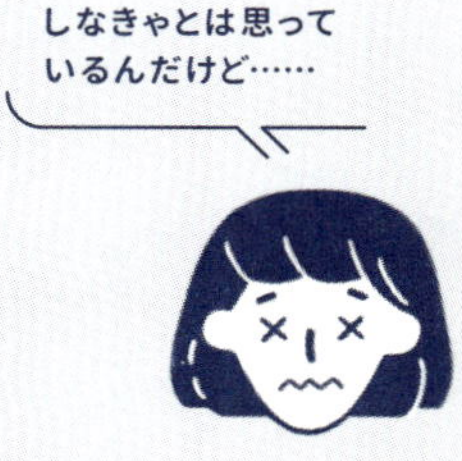
しなきゃとは思っているんだけど……

疲れない

週に30分でも体育の時間を設ける

運動するほうが疲れない

体力がないから運動できないのではなく、動いていないから疲れやすい体になっている。毎日はむずかしくても、週に一度、最初は1回10分でもいいので「体育の時間」と決めて体を動かしてみよう。徐々に時間を増やしていけると◎。手ぶらで早歩きなど、簡単な運動でOK。

MON	TUE	WED
5	6 ウォーキング 10分	7
12	13 ウォーキング 10分	14
19	20 ウォーキング 10分	21

運動が不可欠なのはなぜ？

疲れない体づくりのためには運動が欠かせない。本来なら週150分以上の運動時間がベスト。

運動すると……

↓

動ける体になる

血液循環がよくなり、むくみやだるさ、コリなどの疲れがとれやすくなる

体温も上がり、免疫力 UP

↓

疲れない体になる！

疲れない

まずは手ぶらで早歩きするだけでOK！

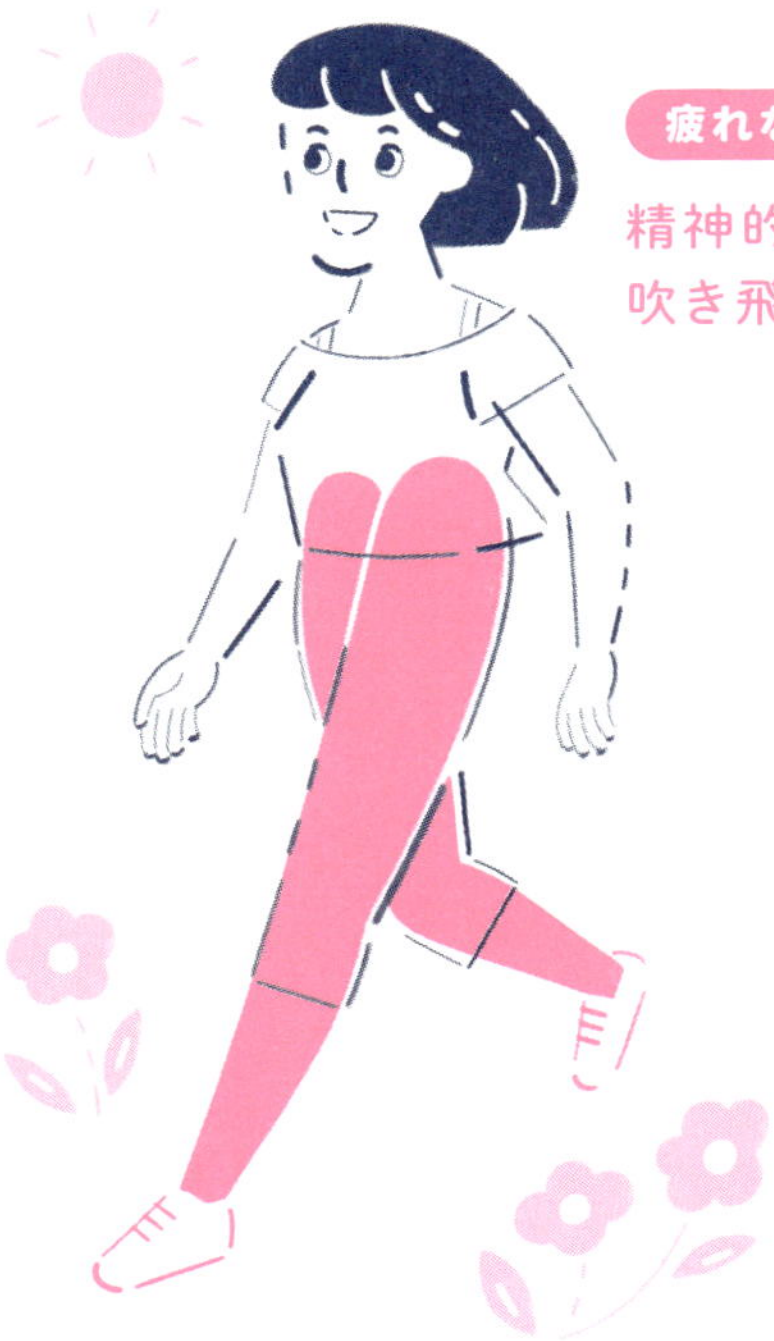

疲れない

精神的な疲れも吹き飛ぶ

疲れない

筋力と身体能力がアップ

メモ

運動の種類はあれこれ浮気してOK

ひとつの運動を極めたいというモチベーションも素晴らしいけれど、飽きたらほかの運動にチェンジするのもいい。そのほうが新鮮な気持ちで達成感を味わえるし、いろいろな筋肉を鍛えられる。

疲れない

あごのつけ根から食べる

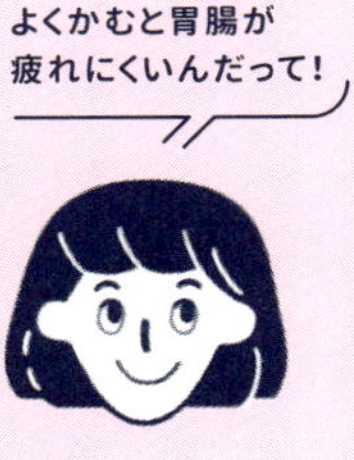
よくかむと胃腸が
疲れにくいんだって!

疲れる

無意識に食べる

NG

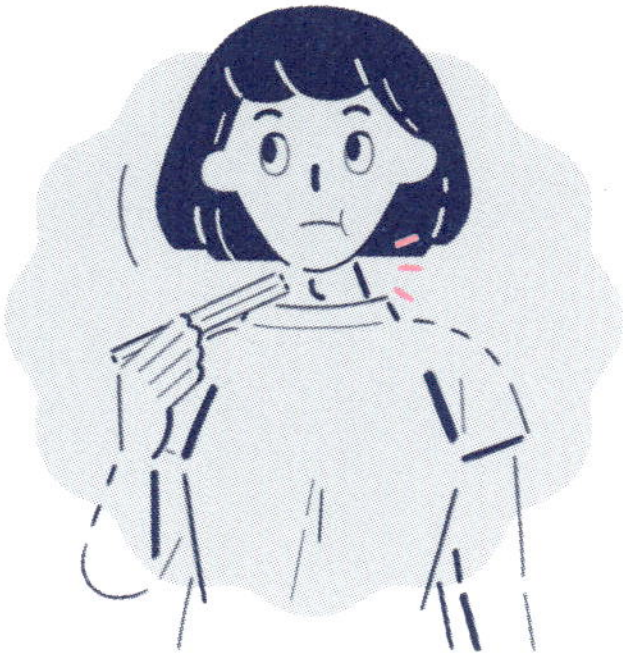

疲れる

**あまりかまないと
胃腸の調子がダウン**

OK

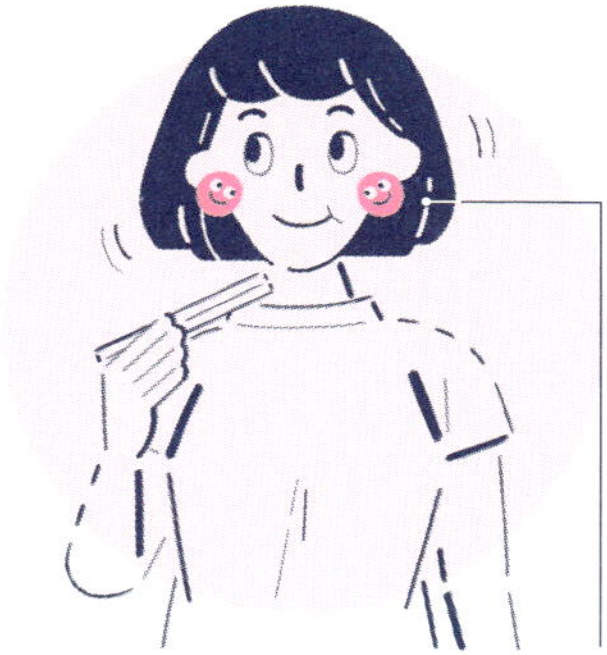

疲れない

**だ液がよく出て
消化力が高まり、
胃腸にやさしい**

疲れない

**あごのつけ根を
意識して
しっかり動かす**

あごは頭の骨にぶら下がっている

あごの骨は、耳の穴のすぐ前で、頭蓋骨《ずがいこつ》からぶら下がるようにつながっている。かむときは、あごのつけ根を意識してしっかり動かそう。

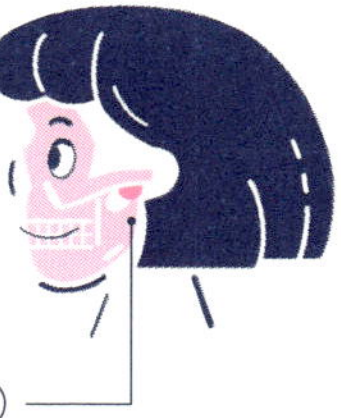

あごのつけ根

ここを使ってかむイメージ

だ液の量が胃腸の疲れを左右する?!

よくかんで食べることは、胃腸を疲れさせないためにも大切。ゆっくり食べると、消化作用のあるだ液の分泌が促され、胃の負担が軽くなる。理想は一口につき30回。

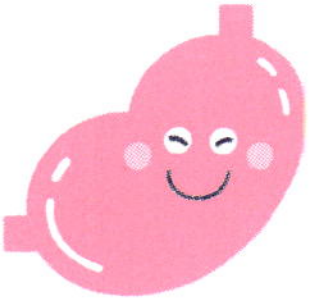

メモ

血糖値を急上昇させない食べ方をしよう

食事によって血糖値が急上昇すると、食後にやたらと眠くなったり、疲れやすくなったりする。これを防ぐには食べる順番が大切。まず食物繊維の多い野菜から、次に肉・魚・大豆製品などのタンパク質をとる。糖質の多い米やパン、芋類は最後に時間をかけて食べると体への負担を減らせる。

疲れない

背中を丸めずに料理する

疲れる

前かがみで料理する

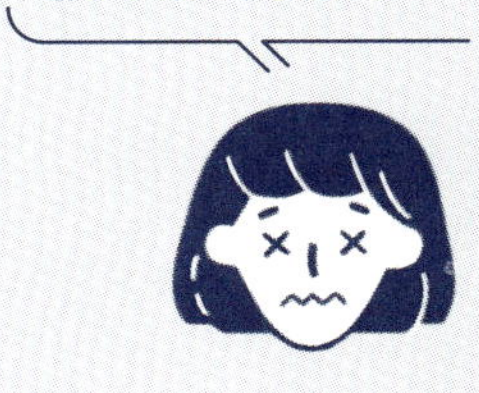
手元を見ると
前かがみになっちゃう……

前かがみは
料理しにくい！

キッチンの台は体に対して低いタイプが多く、調理中につい背中を丸めがち。この状態は腰痛や肩コリを招く上、包丁で切るときの力も入りにくい。

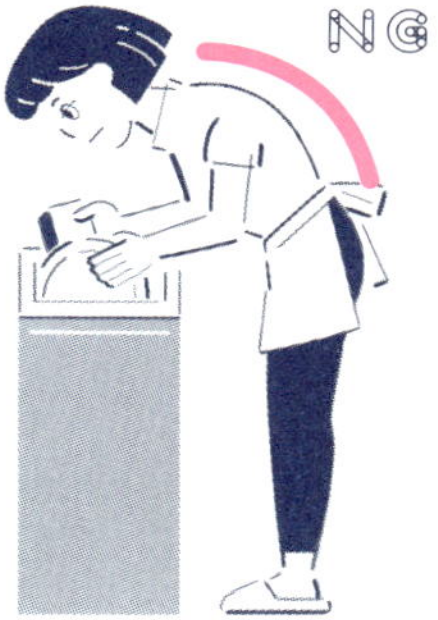

かたい食材は
体重で切る

かぼちゃなどのかたい野菜を切るときは、まな板をシンクの中に置いて、上から体重をのせると切りやすい。包丁はといで切れ味をよくしておくことも、ムダな力を使わないために大切。

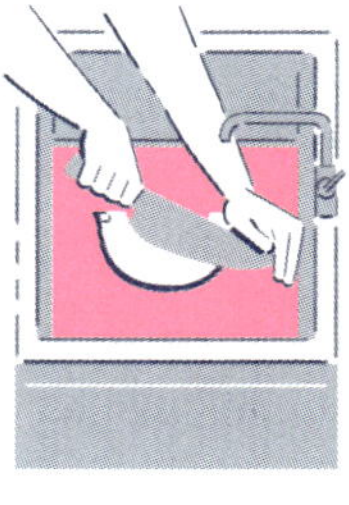

疲れない

脚のつけ根から倒す。背すじはまっすぐのまま

疲れない

ひざを突っ張らない。軽く曲げてもよい

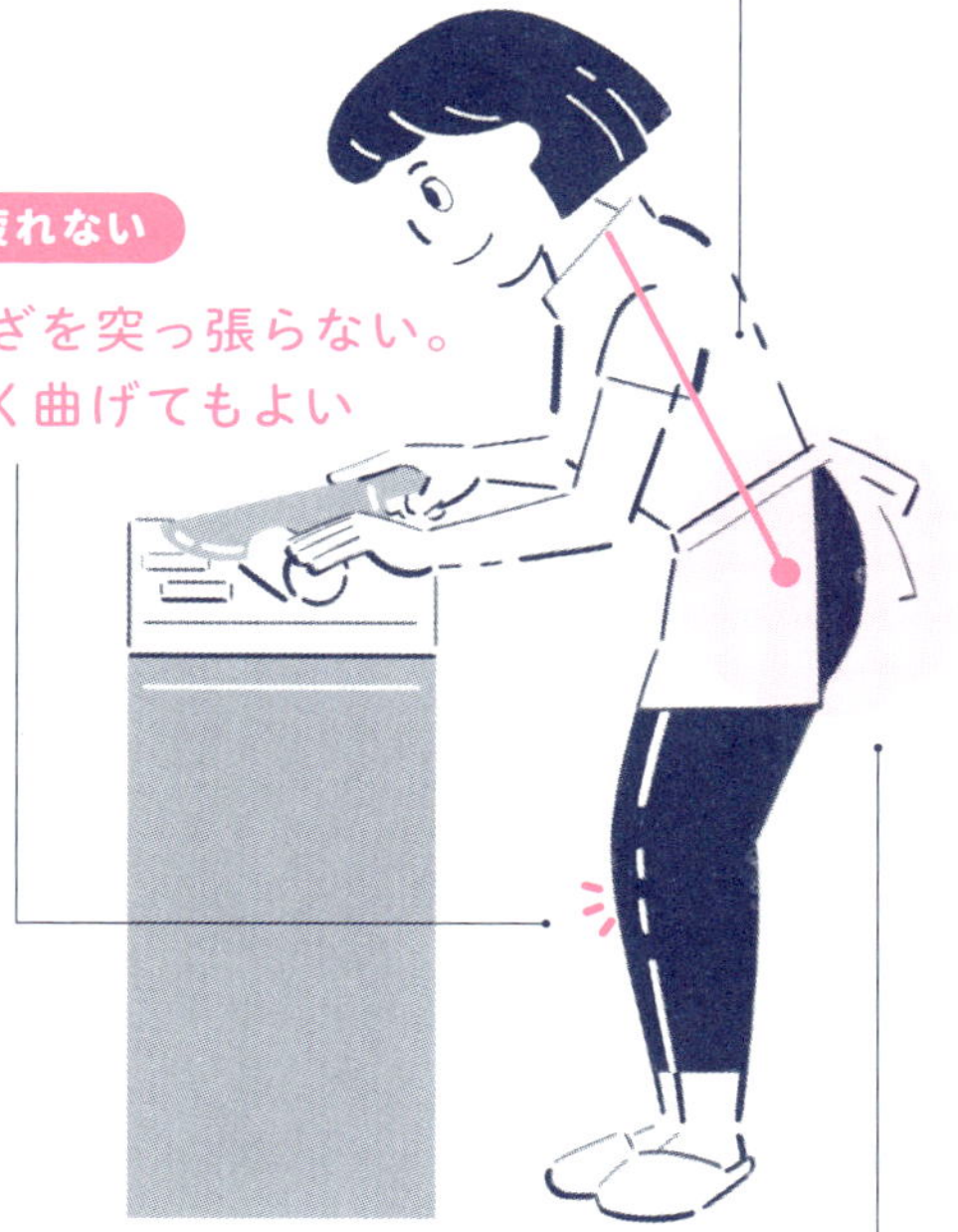

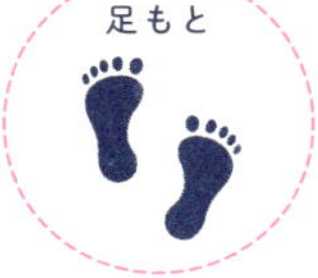

疲れない

脚のつけ根から上半身を曲げる

メモ

座ってできる台所仕事を探そう

長時間立ちっぱなしで、キッチン台と向き合うのは疲れのもと。下ごしらえなどの作業が大量にあるときは、ダイニングのテーブルで椅子に座って行うのもおすすめ。

疲れない

洗濯物は胸の高さで干す

疲れない

洗濯かごは台に置いて胸の高さで干す

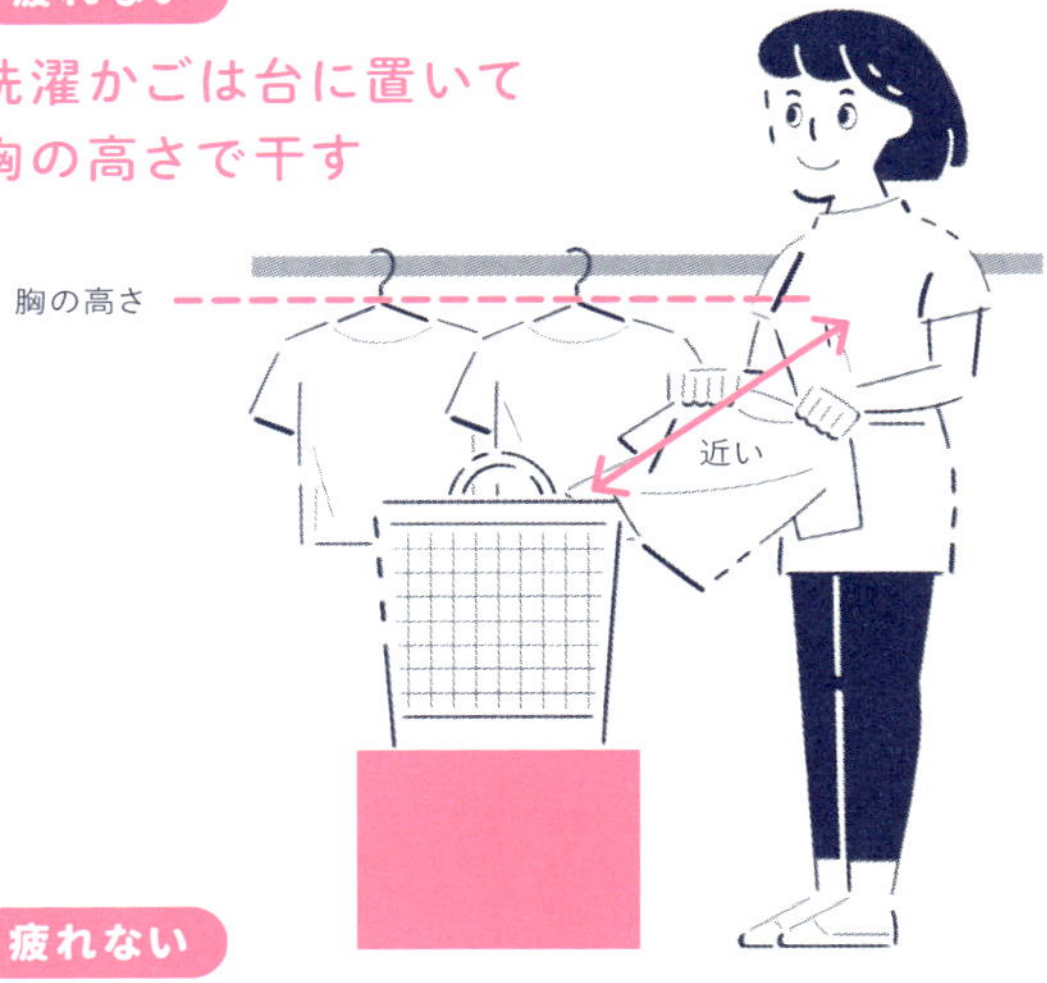

疲れない

物干し竿、洗濯かごはできるだけ近くに

近いほど省エネに！

洗濯かごは床に置かない

洗濯かごを床に置くと、腰をかがめて洗濯物を取る動作をくり返すことになり、腰への負担大。椅子や台にのせるとラクになる。

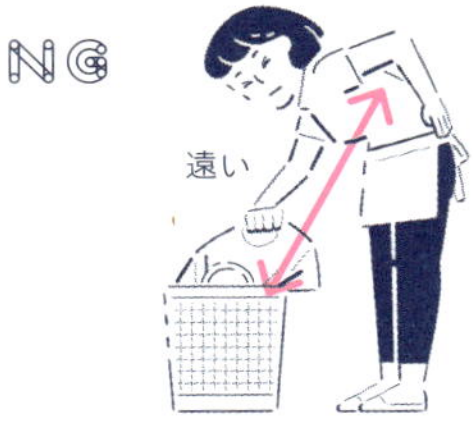

干す位置が高すぎると疲れる

見上げる姿勢がつづくと、首や肩に負担がかかる。高すぎる場合は、物干し竿の高さを見直そう。

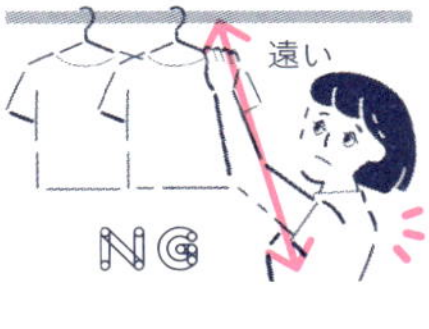

疲れない

掃除機をかけるときも背すじはまっすぐ

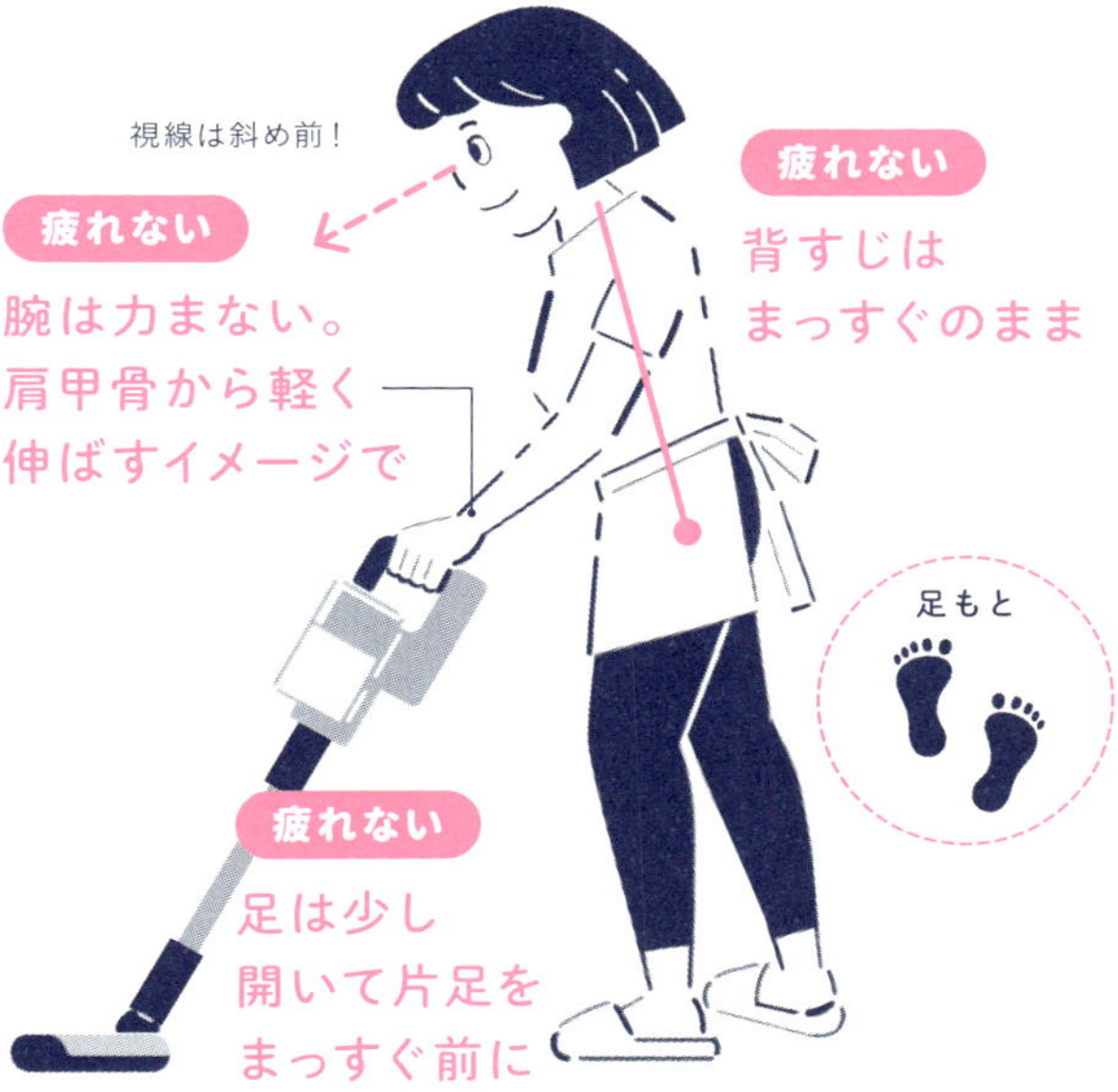
視線は斜め前！
疲れない
腕は力まない。
肩甲骨から軽く
伸ばすイメージで
疲れない
背すじは
まっすぐのまま
足もと
疲れない
足は少し
開いて片足を
まっすぐ前に

グイグイと力任せにかけないほうがラク！

腕の力で掃除機をかけようとしないこと。肩甲骨から腕を伸ばし、上半身全体を使って力まずにかけよう。また、床のほうに意識が向くあまり、背中を丸めてしまいがち。腰を痛める原因になるので注意して。

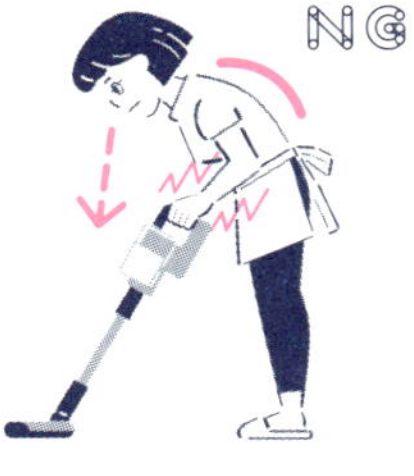
NG

メモ

重い部分は体の横につけて持つ

階段掃除などで掃除機の本体を持ち上げる場合は、本体を腰の横（骨盤の位置）につけて体と一体化させるように持つとラク。重いスティックタイプの場合も同様に。

疲れない

床掃除用のワイパーは、柄が長いものを選ぶ

疲れない

柄が長いと、
腰をかがめずに遠くまで
掃除しやすい

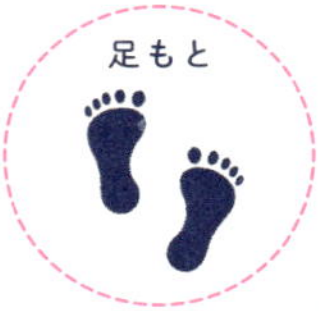

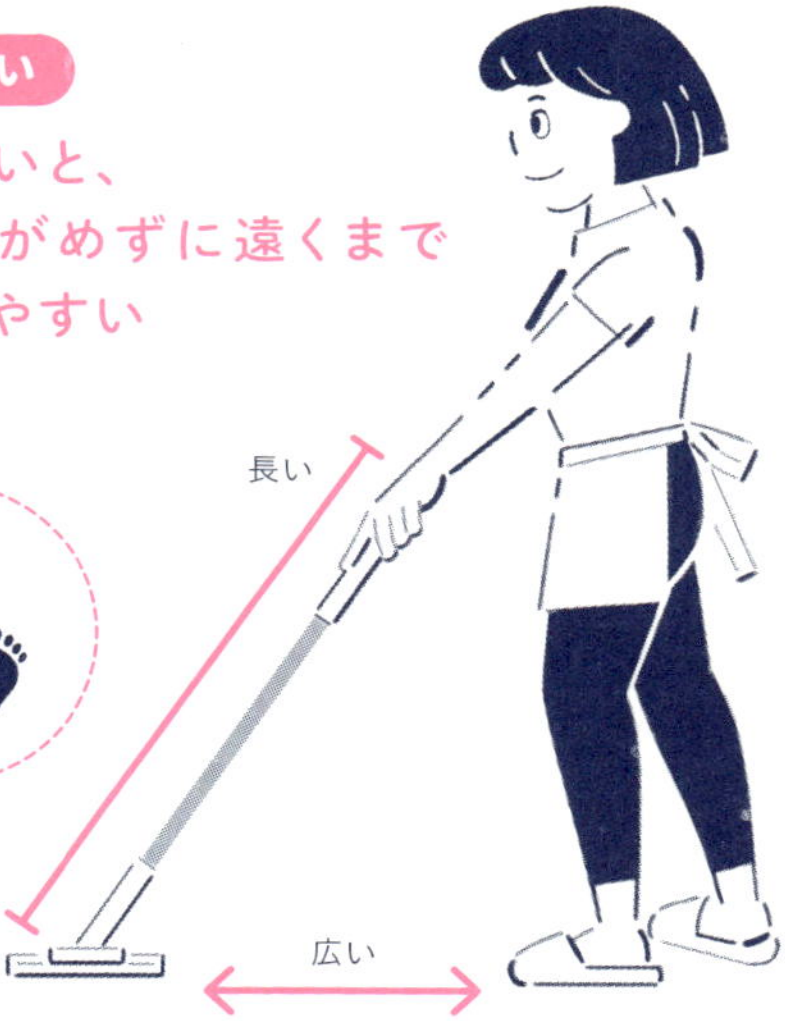

ワイパー選びのポイント

- 柄の長さが1m弱あるとベスト
- 柄が太く、しっかりしているものだと力が入りやすい

片手を支えに奥までワイパーを伸ばす

奥のほうを掃除するときは、つい腰をかがめてしまいがち。背すじを伸ばし、片手を台について支えながら、しっかり腰の高さを落とす。そして奥までワイパーを伸ばそう。

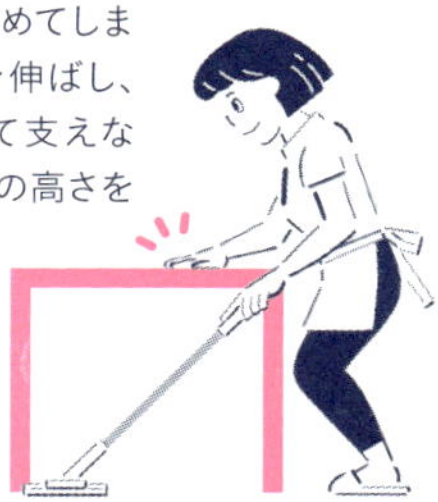

短いとつい腰をかがめてしまう

腰をかがめると腰を痛めてしまう。

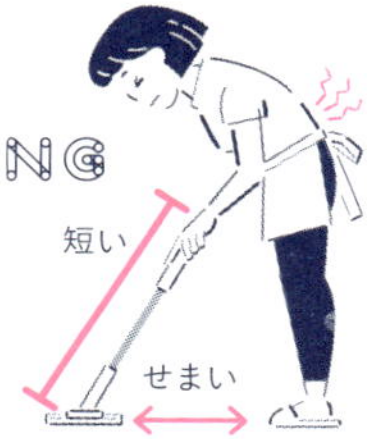

疲れない

ぞうきんがけは力を抜く

OK

疲れない

ひじは伸ばしてリラックス。ぞうきんは縦方向に動かすとラク

疲れない

腰をしっかり落としてひざをつく

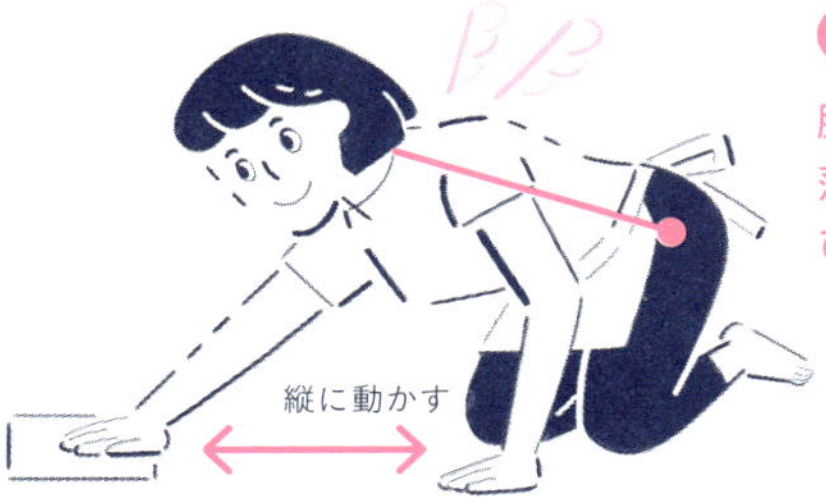

疲れない

背すじを伸ばしたまま、脚のつけ根から上半身を曲げる

NG

疲れる

手の力だけで拭く

疲れる

ひざをつかずに、背中を丸めて拭く

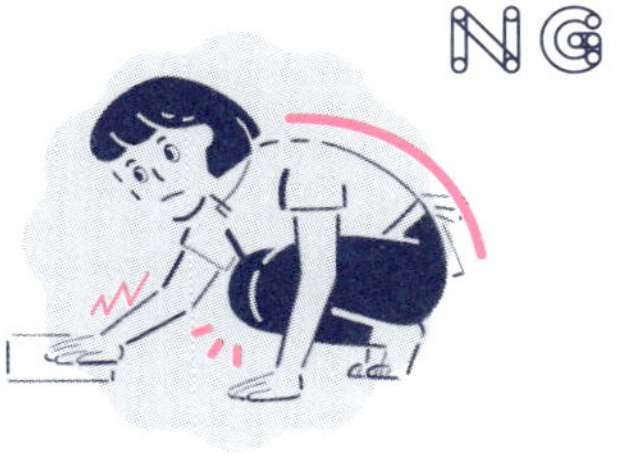

左右に拭くときは肩甲骨から動かす

肩関節の負担を考えると、ぞうきんは基本的に縦に動かすのがおすすめ。左右に動かすときは、背中側の肩甲骨から大きく動かすイメージで拭くと動かしやすく、肩も痛めにくい。

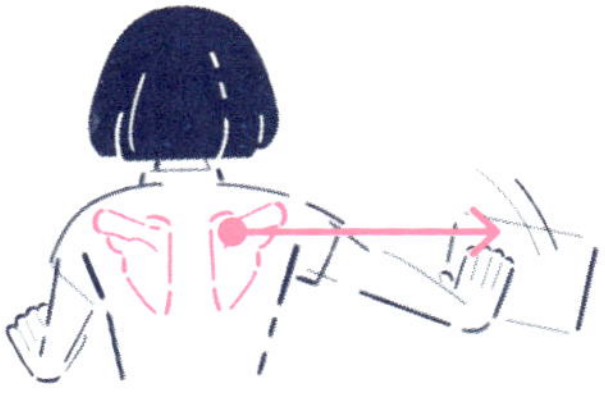

PART 8

疲れない生活

疲れない

つま先立ちをするときはお腹に力を込める

疲れない

お腹の力を使えていると、つま先立ちが安定する

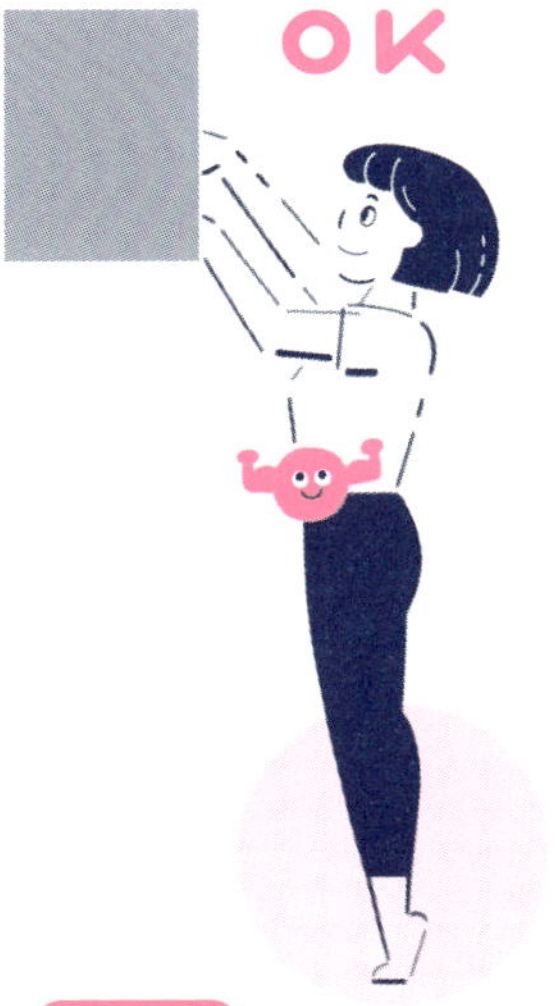

疲れない

腕は肩甲骨から上げる

疲れる

お腹の力が抜けていると、グラグラする

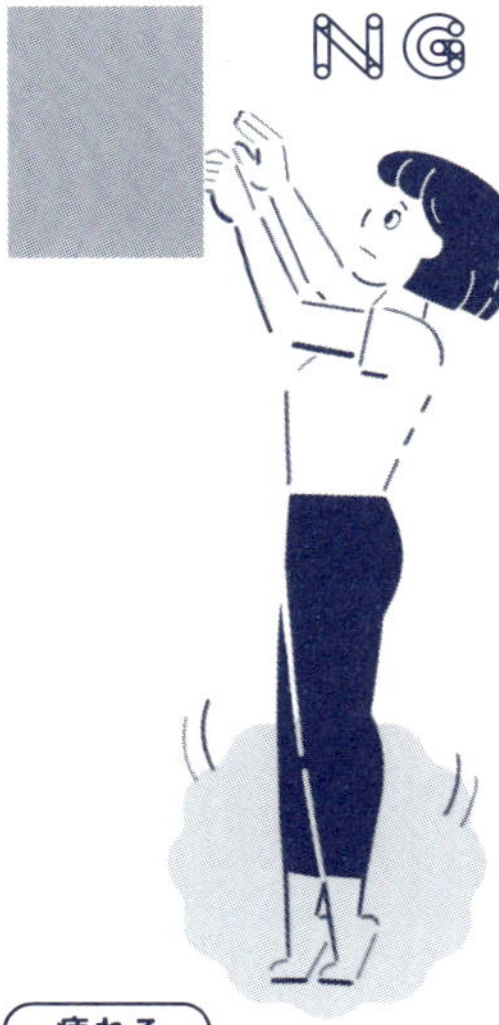

疲れる

腰を反らせると痛めてしまう

何度も作業するときは台に乗ると安心

安定感のある台か脚立を使い、背伸びしないでよい高さにすると安全に作業できる。

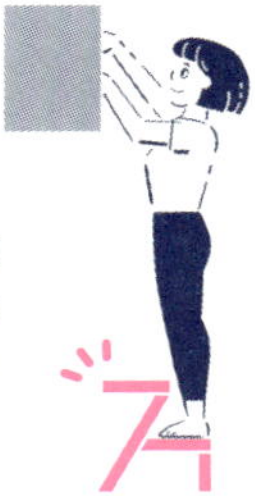

メモ

つま先立ちで体幹力UP！

つま先立ちは、お腹まわりの力（体幹の力）をしっかり使って行えば、体幹力を養うためにも役立つ。生活の中で意識的にやってみよう。

疲れない

洗面台は背すじを伸ばして使う

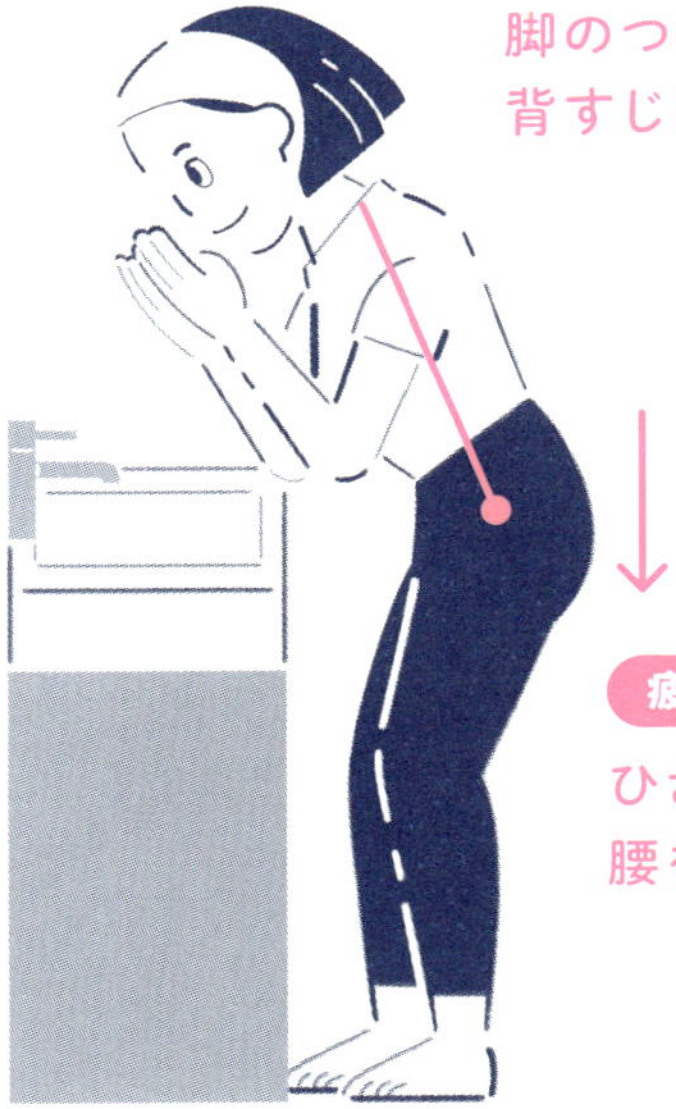
疲れない
脚のつけ根から倒す。
背すじはまっすぐ
疲れない
ひざを曲げて
腰を落とす
疲れない
足を軽く開くとラク

洗顔姿勢を見直してみよう

洗顔するとき、ひざを曲げずに頭だけ下げると、背中や腰が突っ張る。毎日この姿勢で洗顔していると、腰を痛める心配があるので注意。

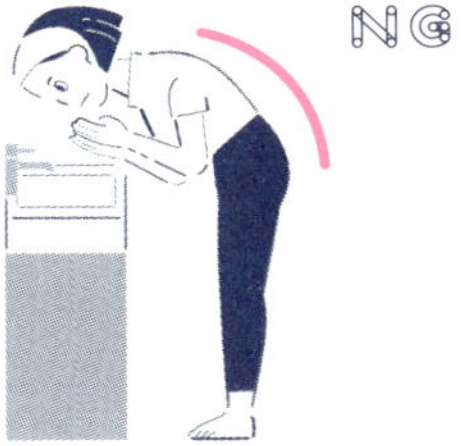
NG

疲れない生活

テレビ中のリセット体操

夜のテレビタイムは、その日の疲れをリセットするチャンス。CMの間などに15秒間ずつ、寝ながらできるトレーニングを試してみよう。脚の疲れ解消とともに、サボりがちな体幹のトレーニングのチャンスにもなる。

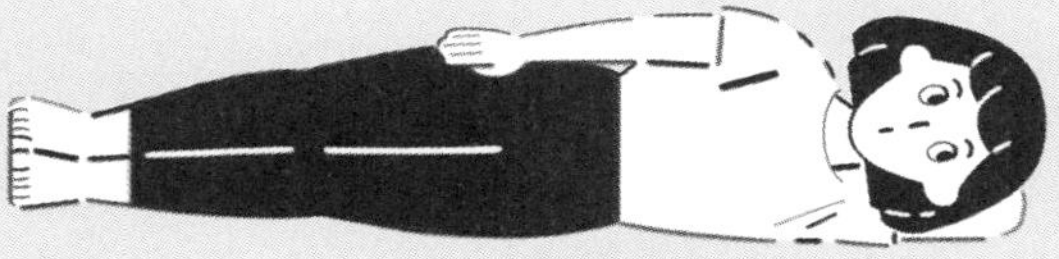

左右どちらかを下にして横になり、体をまっすぐにする。

片脚を上げて15秒キープする。このとき、かかとは遠くに押し出す。反対側も同様に。

風呂掃除は入浴直後に

腰をかがめて浴槽の外側から内側を掃除すると、無理な体勢になりやすい。浴槽の中に入り、しっかり腰を落として洗うのがコツ。入浴ついでに洗うとよい。

動きやすい服装

家事をする際は、動きを妨げない服を着るのもポイント。パンツスタイルの場合、腰まわりの動きに制限が出ないように、かたすぎない伸びる素材がおすすめ。

PART 9

疲れない休息と睡眠

PART 9

疲れない休息と睡眠

疲れる

目覚めていきなり起き上がる

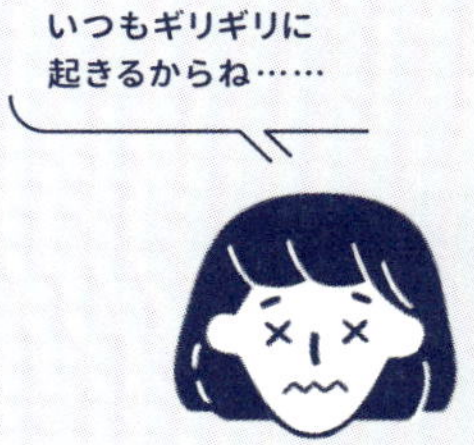
いつもギリギリに
起きるからね……

疲れない

まずは布団の中で背伸びをする

さらに行いたい“目覚めストレッチ”

時間のある日は、背中や足裏の目覚めを促すストレッチも試してみよう。

ステップ1

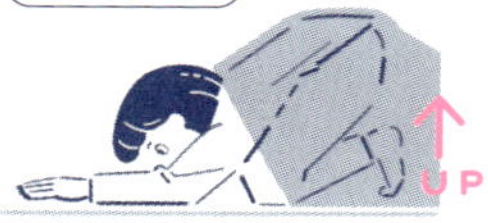

うつぶせの姿勢から、かかとにお尻をのせて、つま先を立てる。

ステップ2

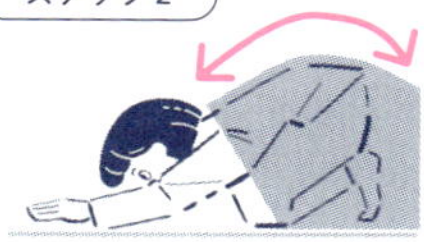

両手を前に伸ばして、背中を気持ちよく伸ばす。

ステップ3

上半身を起こして正座になり、つま先を立てる。かかとの位置を変えながら伸ばすと、足裏の目覚めが促される。

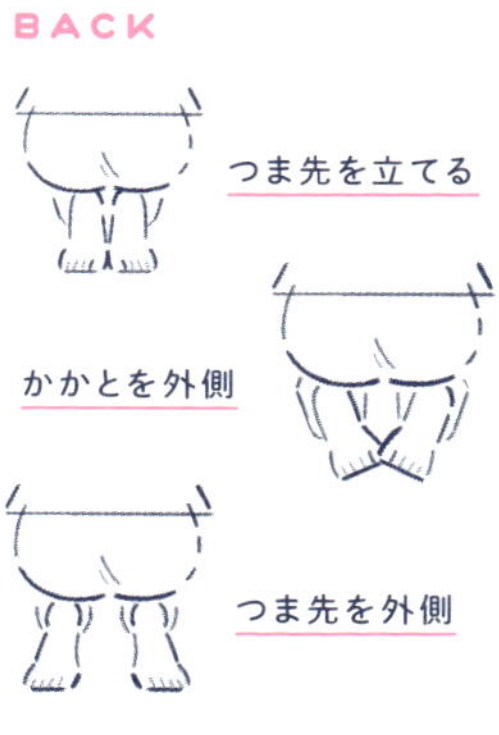

疲れない

手脚を大きく伸ばし寝ている間に丸まった体をリセット

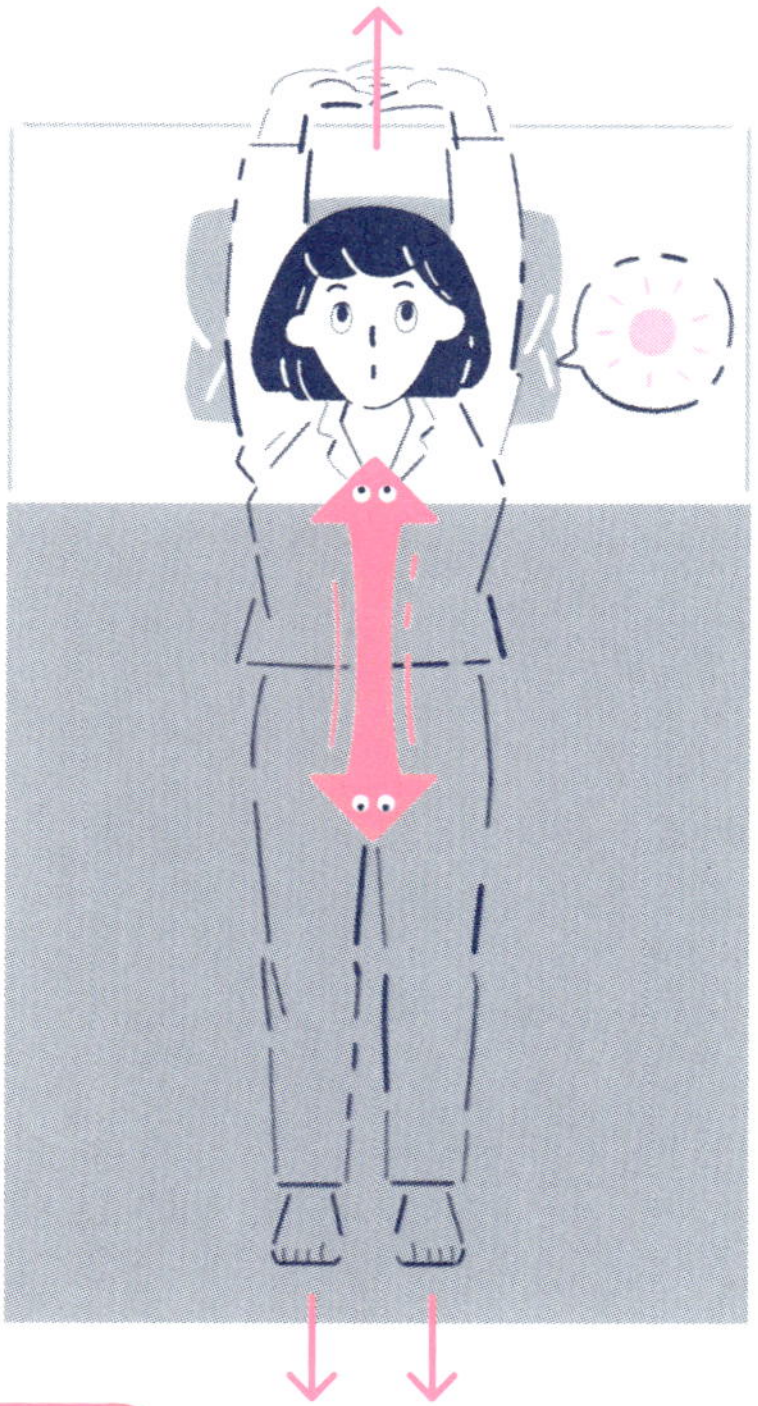

疲れない

体に目覚めの合図を送る

メモ

寝起きの体のスイッチをオンに！

眠っている間は、リラックスした状態をつくり出す副交感神経が優位になり、日中は活動するための交感神経が優位になる。朝、目覚めストレッチを行うと、この切り替えがスムーズに。スッキリ起きられない人は、ストレッチを毎朝の習慣にしてみよう。

疲れない

起きるときは横向き

疲れない

まず横向きになって、片手を胸の前に

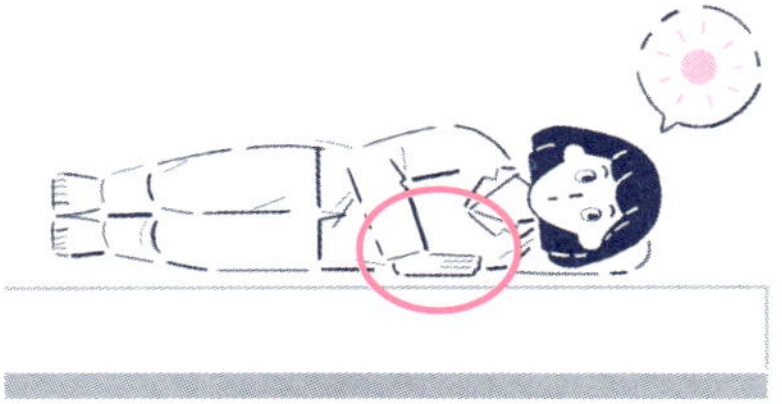

疲れない

足だけを下ろし、ベッドを手で押しながら体を起こす

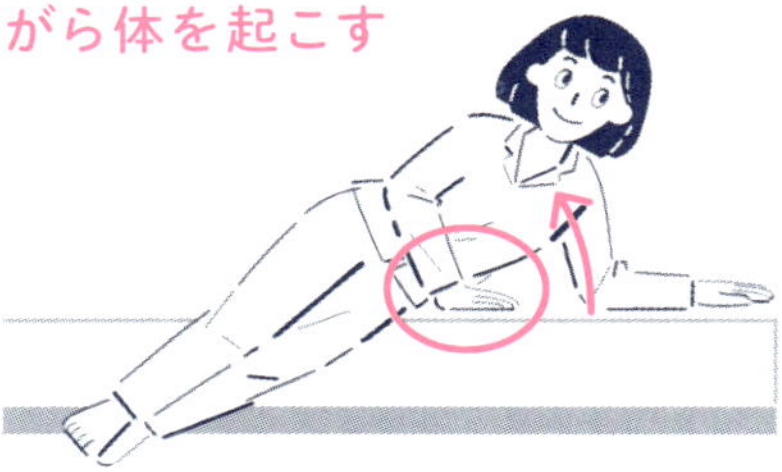

仰向きから起きるのは要注意

仰向きから起きると椎《つい》間板《かんばん》（脊椎《せきつい》の骨と骨の間のクッションとして働く軟骨）に負担がかかる。腰痛持ちの人はとくに避けて。

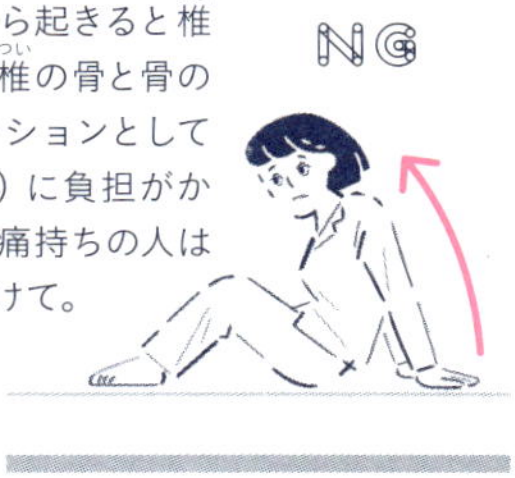

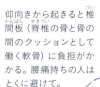

メモ

目覚めの悪さの原因は？

理想は、目覚まし時計を使わずに自然に目覚められること。ギリギリの時間まで寝て、アラーム音とともに焦って起きる人は、そもそも睡眠時間が足りていない可能性が。寝具や寝室の環境（光・温度）も合わせて見直そう。

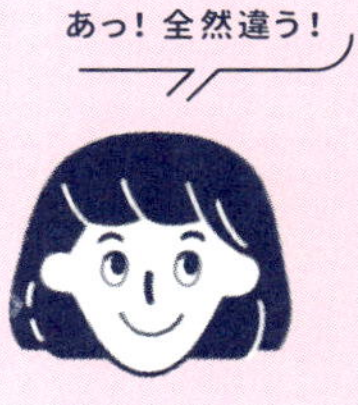

疲れる

10分以上の昼寝をしてしまう

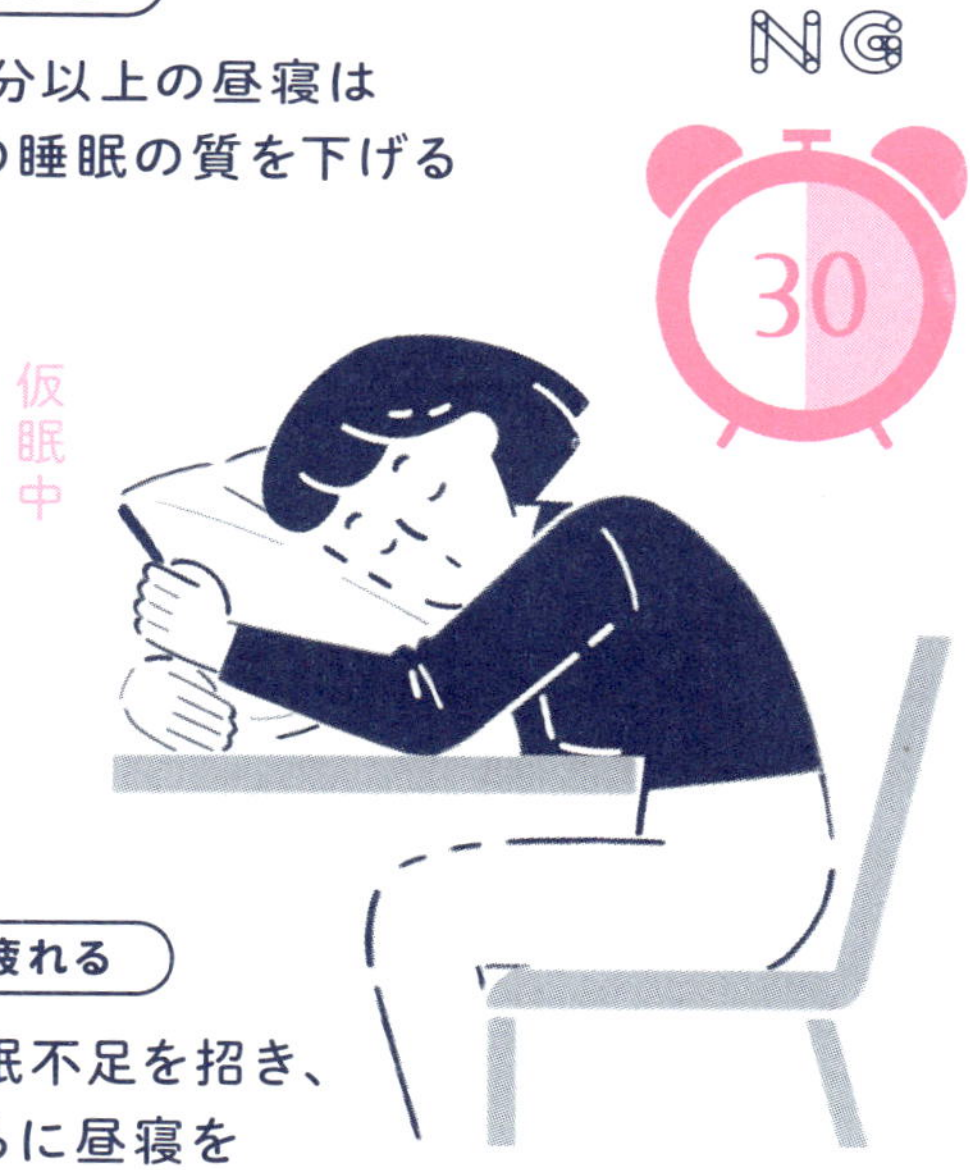

疲れる

10分以上の昼寝は夜の睡眠の質を下げる

疲れる

睡眠不足を招き、さらに昼寝をしたくなる悪循環へ

昼寝をするなら15時前までに10分以内で

足りなかった睡眠を補うという意味で、5〜10分の仮眠をとるのはOK。それ以上は、夜の睡眠を妨げるので避けたい。また、15時以降の仮眠は、夜寝つけなくなる。会社帰りの電車内などでの仮眠は、できるだけやめよう。

メモ

食べた直後のゴロ寝は危険！

食後すぐに横になると、食道の粘膜がただれたり、潰瘍《かいよう》ができたりする、逆流性食道炎を引き起こす心配が。昼休みに仮眠をとりたいときは、食後に10分間歩くなど、軽く体を動かして消化を促してからがおすすめ。

疲れない

寝るときはマッサージで
頭をクールダウンさせてから

疲れる

頭が冴えた状態で寝る

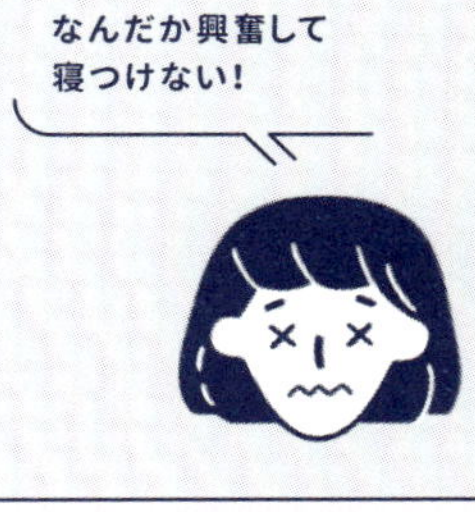
なんだか興奮して
寝つけない!

耳たぶマッサージ

耳には全身とつながるツボがたくさん集まっている。ゆっくり呼吸しながら、耳たぶを気持ちよく引っ張ると、リラックスして寝つきがよくなる。

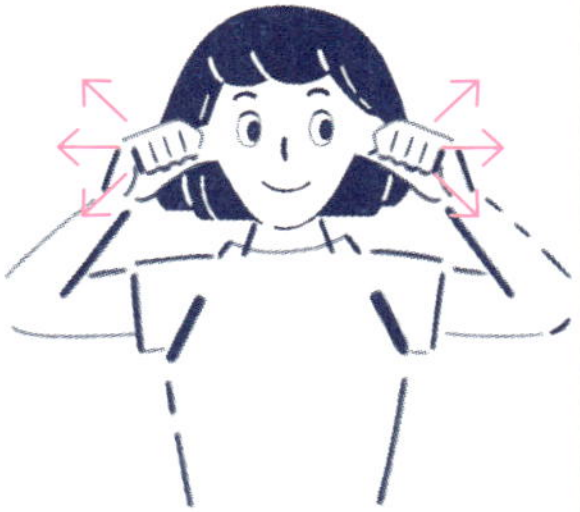

小鼻の横を押すと眠りやすくなる

小鼻の両わきにある「迎《げい》香《ごう》」のツボを気持ちよく刺激。鼻の通りがよくなり、睡眠中の鼻呼吸の質が高まる。

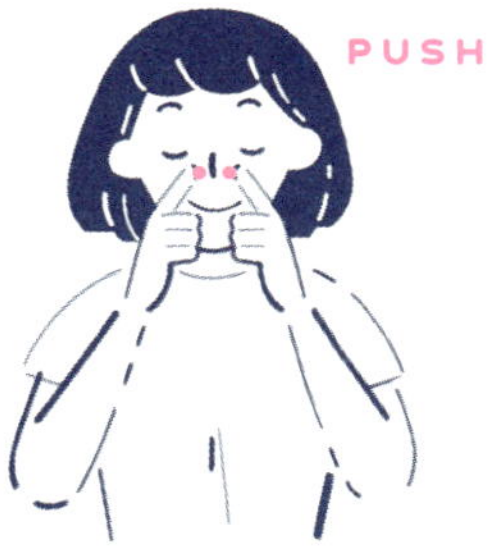

疲れない

頭頂部にある「百《ひゃく》会《え》」のツボをほぐすと、眠りやすくなる

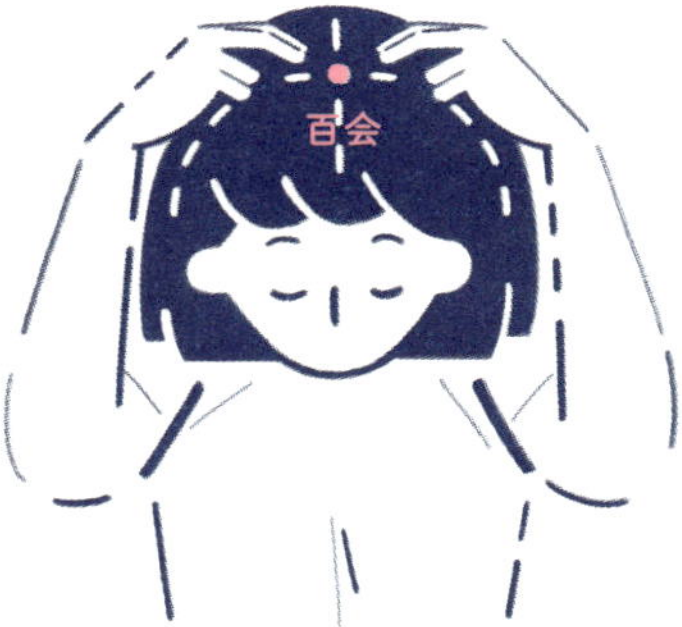

疲れない

疲れるとかたくなりがちな、側頭部の頭皮をもみほぐす

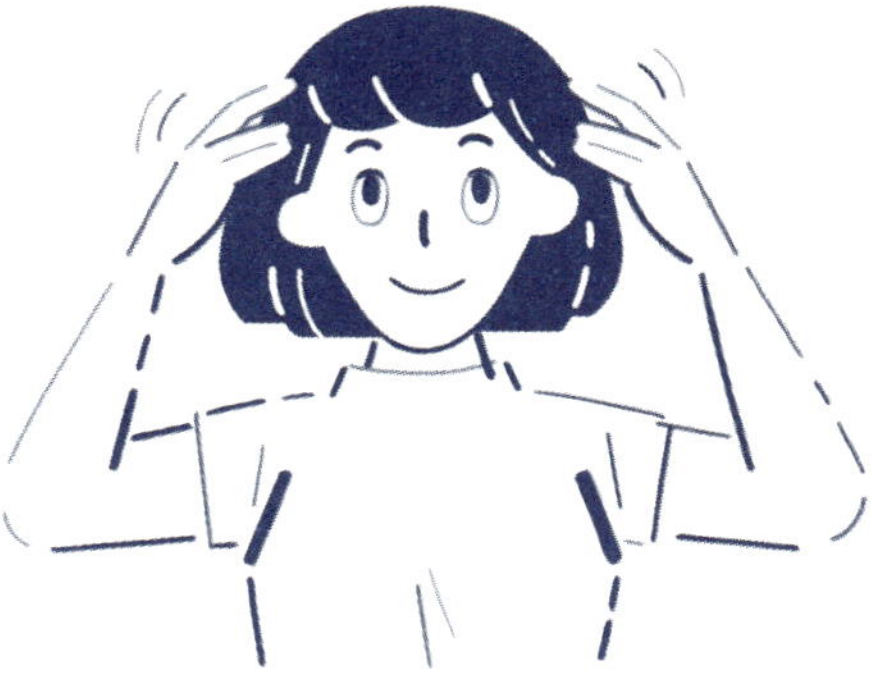

疲れない

寝る前に寝返りの練習をする

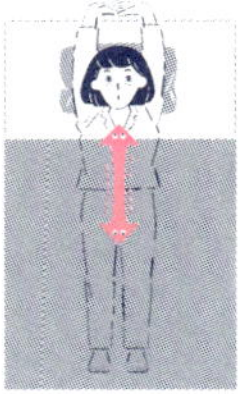

疲れない

布団に入ったらまず手脚を気持ちよく伸ばす

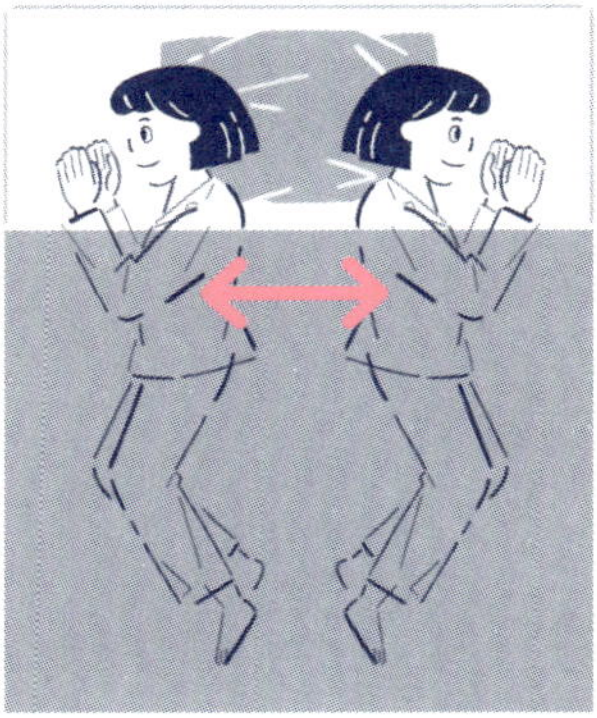

疲れない

左右にごろんごろんと寝返りをする

疲れない

体が動きを覚え、寝ている間に自然に動ける

上手な寝返りが快眠の秘訣！

寝返りには眠りの質を高めるさまざまな役割がある。寝返りをしっかりできるかどうかが、眠りの質を左右する。

寝返りによるメリット

- 骨格のゆがみをもとに戻す
- 就寝中の姿勢を変えることで、体のゆがみの予防になる
- 筋肉のコリをほぐす
- 血液やリンパの流れをよくして老廃物の排出を促す

NG

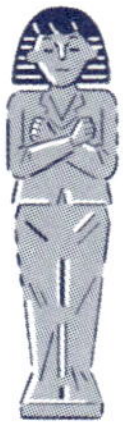

メモ

寝返りが少ないとかえって疲れる

一晩中寝返りをせずに眠ると、目覚めてすぐに腰など体の痛みを感じることも。成人は一晩に 20 ～ 30 回寝返りを打つといわれている。寝返りしやすい環境や寝具選びも大切。

疲れない

寝る前に、緊張しているところがないか探してみる

疲れない

暗くした寝室で布団に入り、緊張しているところがないかチェック

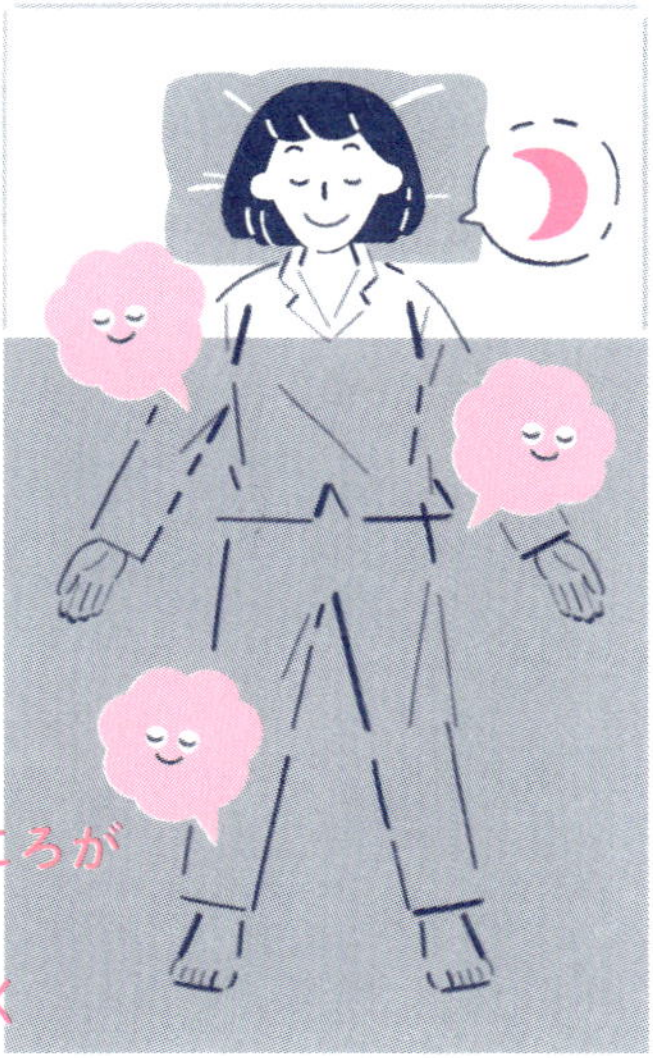

疲れない

力んでいるところがあれば意識を向けて力を抜く

力の抜き方がわからない人は……

力をうまく抜けない人や、そもそもどこが緊張しているかわからない人は、一度力をぎゅっと入れてからゆるめると、力みがとれやすい。ムダな力みがとれると、就寝中に自然と寝返りを打ちやすくなり、睡眠の質も上がる。

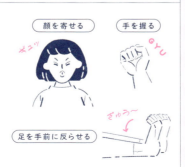

PART 9

疲れない休息と睡眠

疲れる

ふかふかの
やわらかいベッドで寝る

疲れない

かたい寝具で寝る

かたい寝具って案外ラク。
目覚めもよくなった！

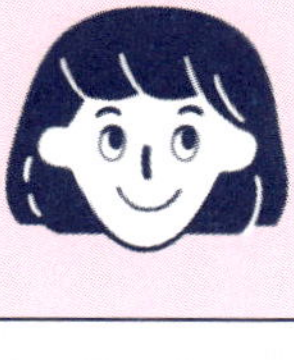

OK

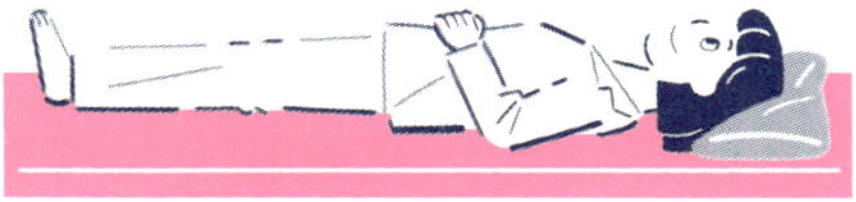

疲れない

**かための寝具は
自由に寝返りができて
睡眠の質UP！**

NG

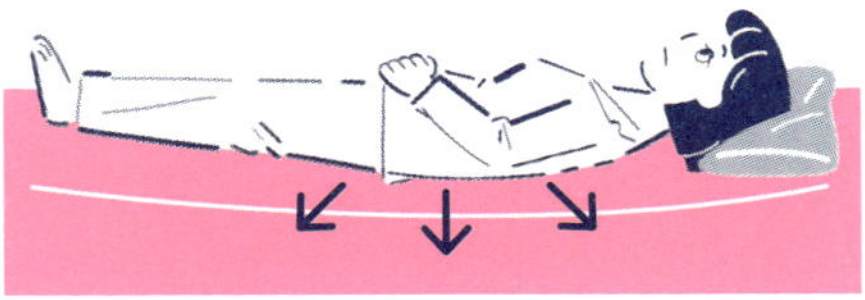

疲れる

**ふかふかの寝具は
体が沈んで寝返りしにくい**

「畳や床の上に布団」がベスト

寝具は、床のかたさがわかるくらいの厚みだと、寝ている間に寝返りや伸びがしやすく、自然と背骨の調整ができる。

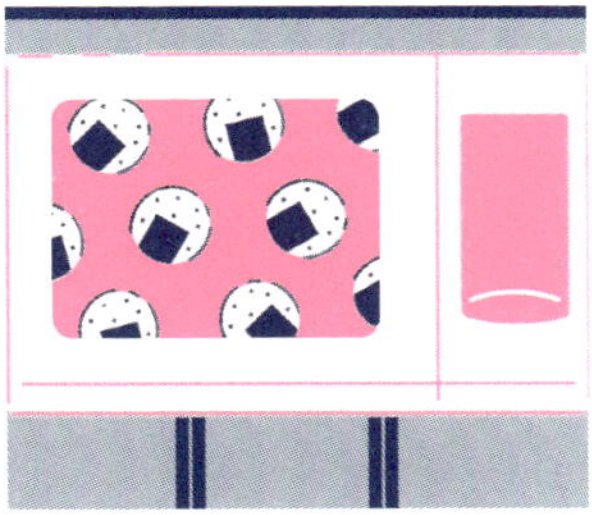

体によいのはどんなベッド？

	ベッドフレームの形状	マットレス
GOOD	フレームが頑丈なもの 畳ベッド、 すのこベッドなど	かたく、 沈みこまない
BAD	フレームがきゃしゃなもの フレームのないタイプ、 ソファベッドなど	やわらかく、 沈みこむ

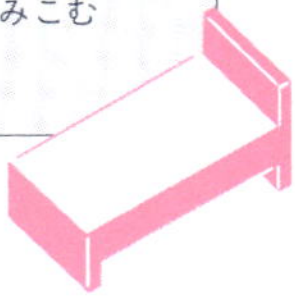

メモ

3か月に一度はマットレスの位置替えを

マットレスのスプリングは、徐々に劣化してしまうもの。3か月に一度を目安に左右・天地を入れ替えると、へたるのを防げる上に、劣化も遅くなる。長年使ってへたってしまった場合は、買い替えを検討しよう。

疲れる

枕で頭を支えている

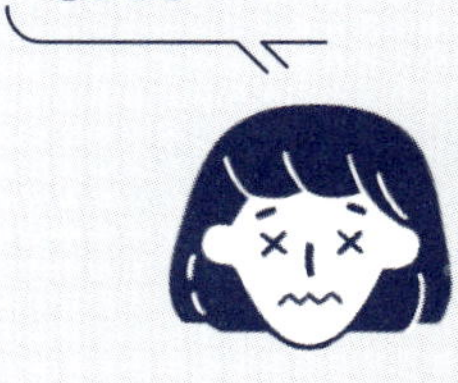
枕は頭を
のせるものだと
思ってた……

疲れない

枕で首を支えている

疲れない

仰向きのときは、中央のくぼみで頭を低くして、首は高く支える

疲れない

横向きのときは、両端の高い部分で首を支える

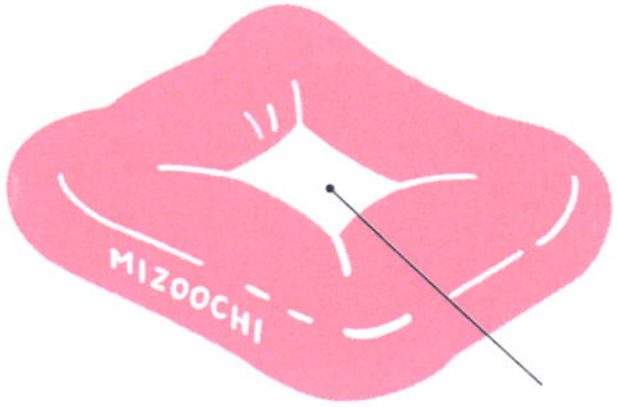

理想の枕

真ん中がへこんでいる

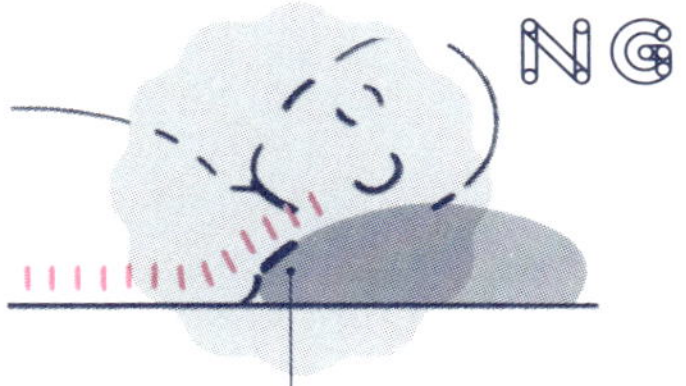

疲れる

首が曲がっている

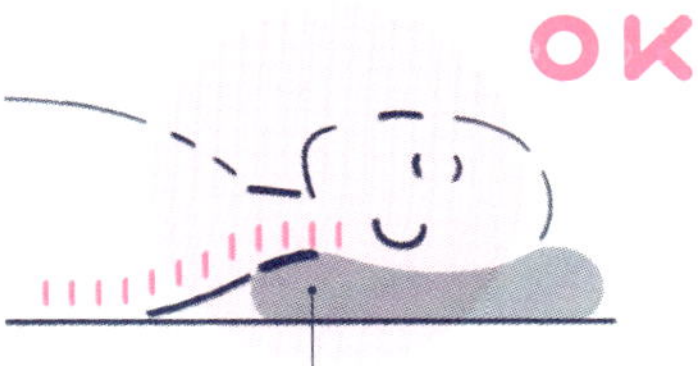

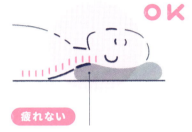

疲れない

枕で首が支えられている

横向きのときは肩から耳の高さに合わせる

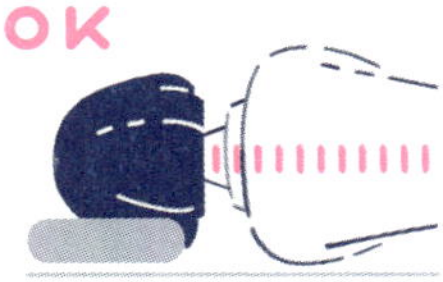

背骨がまっすぐになるように、肩から耳までの高さになるのが理想。

丸めたタオルで首を支える方法

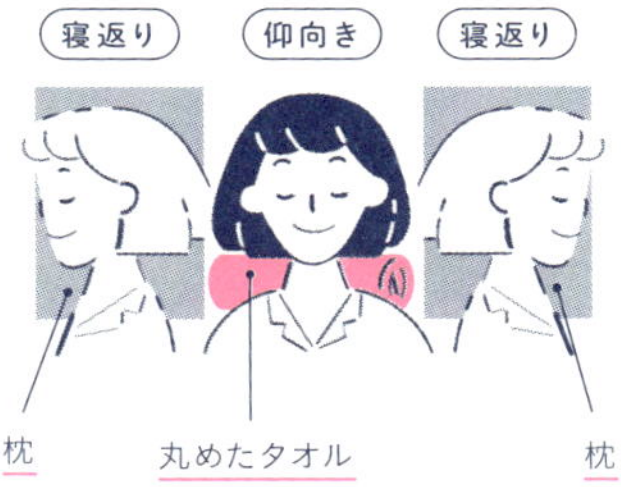

枕が2つあれば、両端が高い枕と同じ状態を簡単につくることができる。旅先のホテルなどでも試してみよう。

メモ

枕のオーダーメイドは不要

そのときの体の状態に合わせてオーダーメイド枕をつくると、望ましくない状態で固定されてしまう心配が。骨格の位置に注意しながら選べば、既成品の枕でも充分。

PART 9

疲れない休息と睡眠

腹ばいは負担大

NG

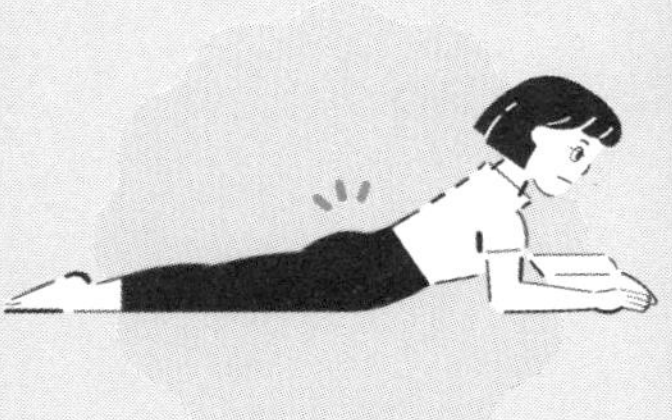

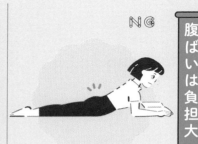

腹ばいの姿勢で上半身だけ起こして本などを読む姿勢は、思いのほか腰に負担がかかるので避けたい。

寝だめは逆効果

週末の寝だめで疲れをとろうとすると、睡眠リズムが乱れてかえって体調が悪化することも。いつもより1時間遅いくらいで起きて。疲れが残っていたら、15時までに1時間程度の仮眠をとろう。

週単位でリズムづくり

月曜の朝にベストな状態でスタートするには、金曜の夜からリズムを整える。週末の夜更かしはほどほどにして、日曜日の夜は早めに就寝しよう。

寝室スマホはNG

NG

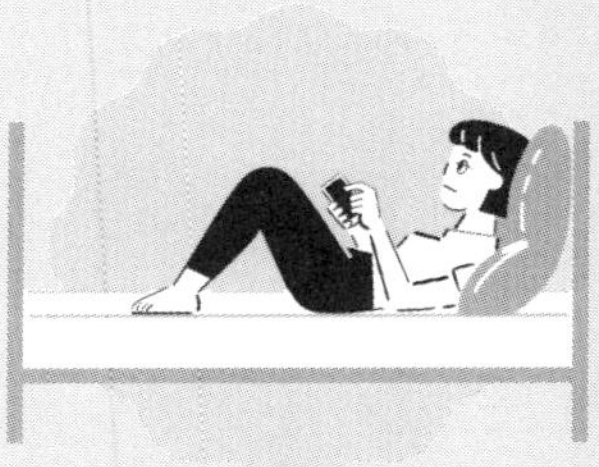

ベッド上で枕を背もたれにしてスマホを見るのは、骨格にも目にも負担が大きい。快眠のために、できれば寝室にスマホを持ち込まないのがおすすめ。

PART 10

疲れない生き方

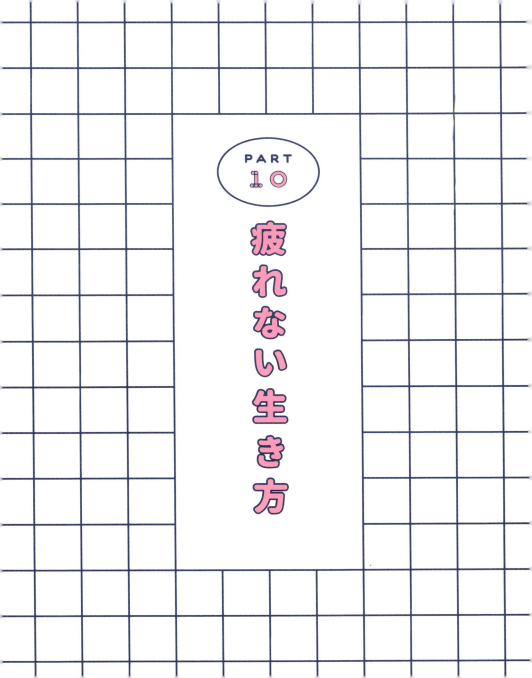

疲れる

落ち込むと背中が丸くなる

疲れない

落ち込んだときこそ胸を張る

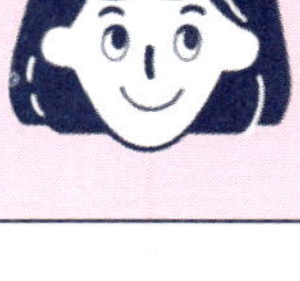
姿勢は気持ちを
映す鏡なの

疲れない

腰に手をあててもいい

疲れない

両手を横に広げて胸を開く

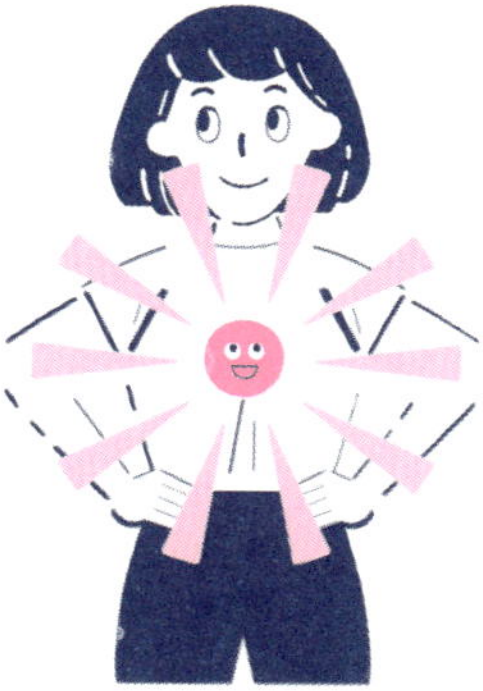

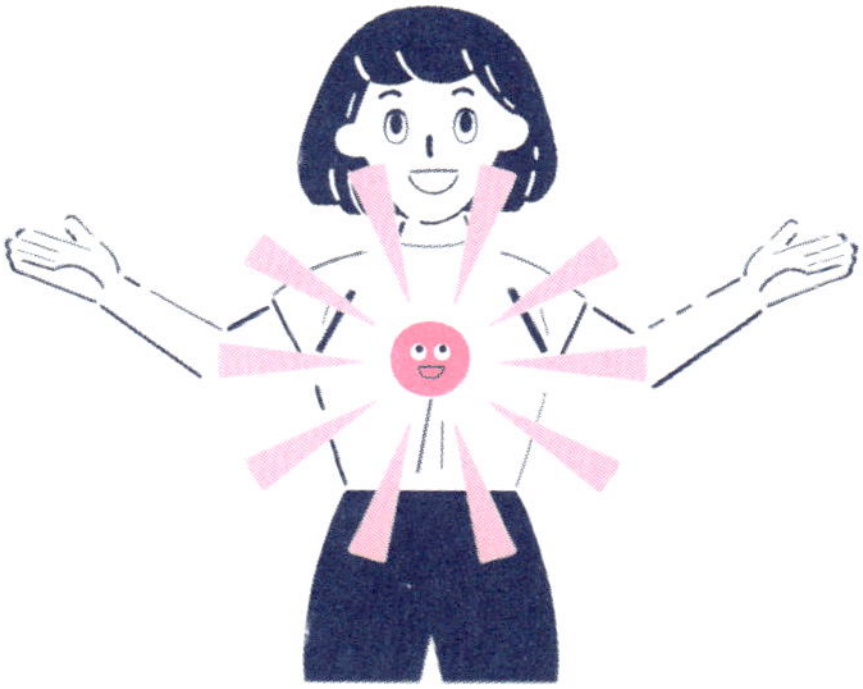

疲れない　**姿勢につられて、気持ちが前向きになる**

胸の真ん中に感情のポイントがある

感情をうまく発散できないと、胸の中心にある胸骨《きょうこつ》周辺(ハートチャクラとも呼ばれる部位)が緊張する。それが肩や頭の緊張に連鎖するため、心がつらいときは、まず胸まわりを開放することが大切。

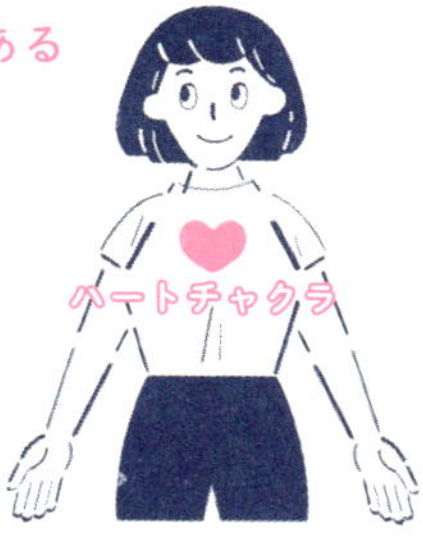

呼吸の深さと気分が連動！

胸まわりを開くことは、呼吸のスペースを広げることにもなる。呼吸が深まると、頭がスッキリして気持ちも明るくなる。逆に、背中が丸いと呼吸が浅くなって気分も晴れない。ため息をつきたくなったら、背すじを伸ばして深呼吸しよう。

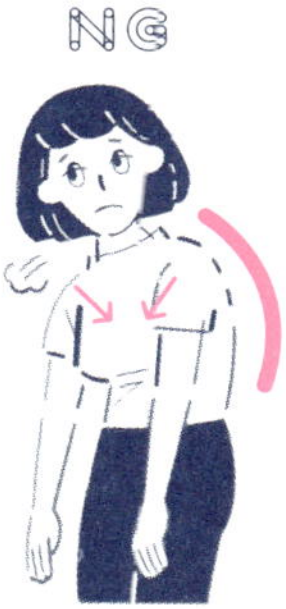

ストレスホルモンがますます増える姿勢！

メモ

2分間、胸を開くとポジティブに！

ある実験によると、両手を広げて胸を開く姿勢を２分間つづけると、抗ストレスホルモンが 20％アップしてポジティブな感情が湧き起こるそう。姿勢が脳の状態に影響を与えることが、科学的にも証明されている。

参考文献『〈パワーポーズ〉が最高の自分を創る』エイミー・カディ著（早川書房）

疲れない

イライラしたら肩を下げる

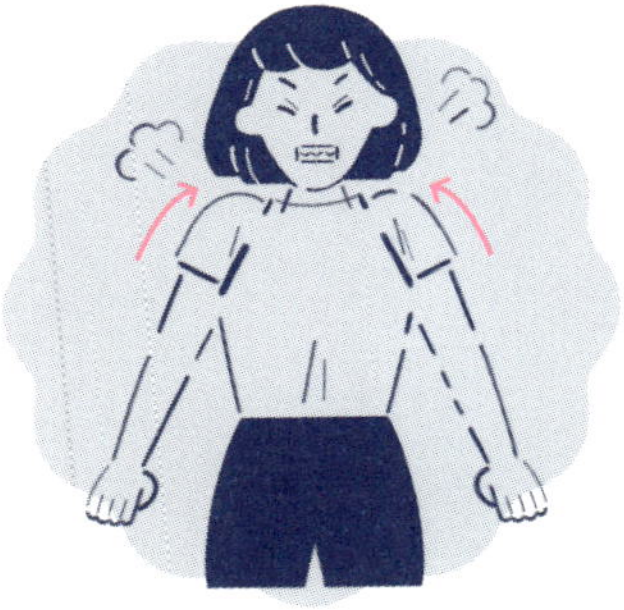

NG

疲れる

怒りと同時に
肩に力が入ると
心もガチガチに！

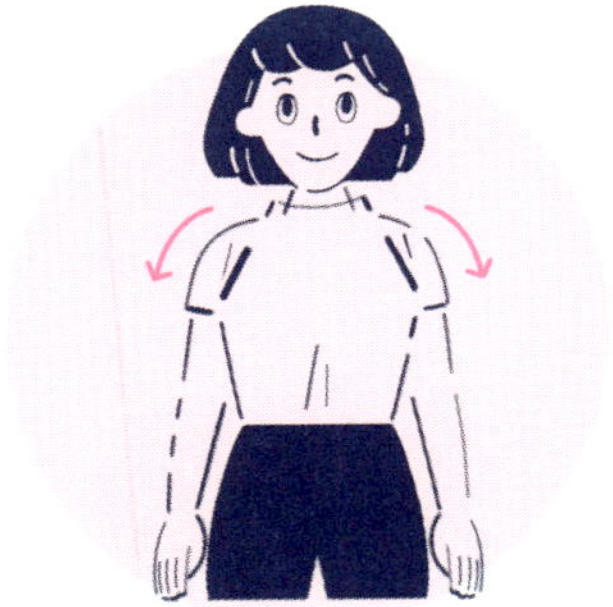

OK

疲れない

肩を下げると
力が抜けて
怒りもしずまる

“怒り肩”をやめると冷静になれる

嫌なことや怒りたくなる場面に遭遇すると、無意識に肩や背中の筋肉が緊張して、文字通り“怒り肩”に。そんなときは、一度背伸びをして背すじを伸ばし、肩の力を抜くと冷静になりやすい。吐く呼吸を意識する（P.27）のもおすすめ。

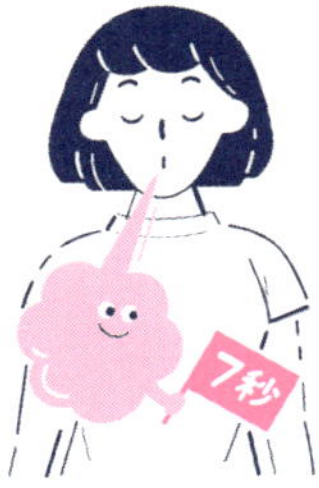

ストレスを感じたら息を吐く

疲れない

目線を上げると ポジティブ思考になる

疲れない

目線を上げると
思考が自然と明るくなる

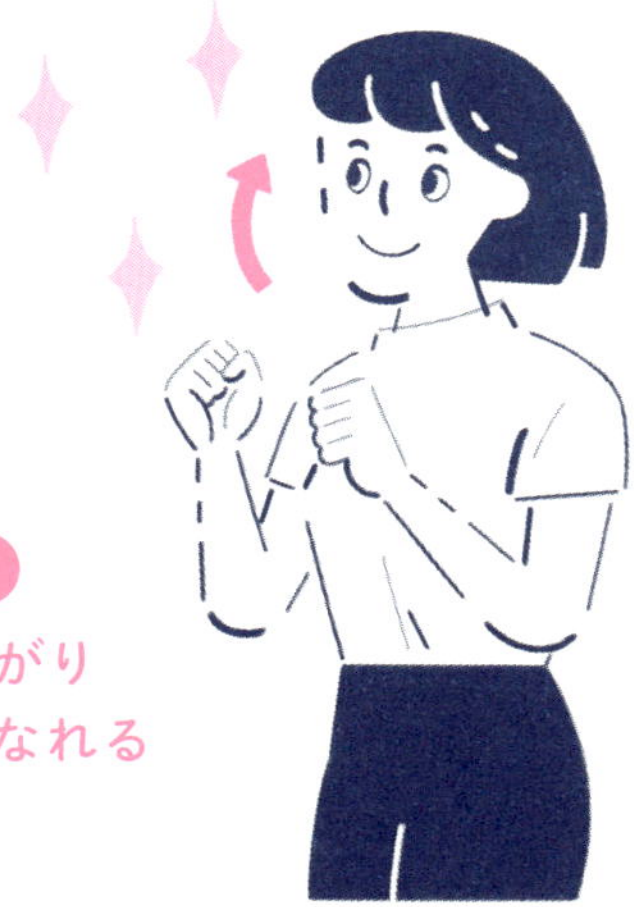

疲れない

視野が広がり
外向的になれる

目線の高さは 気持ちと連動する

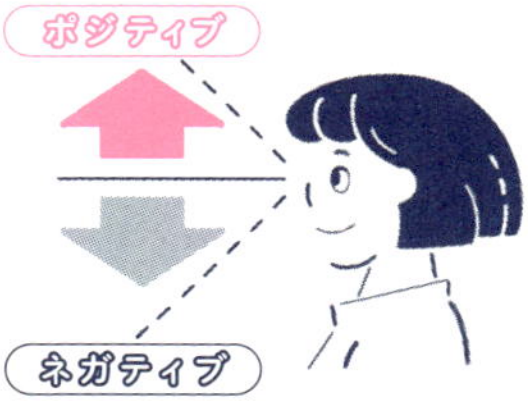

目線を上に向けると思考がポジティブに、下に向けると思考がネガティブになりやすい。

メモ

グラスの目線

お酒の席では、グラスや器によって目線の高さが異なり、適した話題も変わる。

ワイン 目線が上がるので夢を語るシーンに

ビール 目の高さで乾杯するので、現実的な話をするときに

日本酒 目線が下がりがちなので、しみじみと思い出を語るときに

疲れない

笑うと心と体がゆるむ

疲れない

笑うと、心だけでなく筋肉もゆるんで全身がリラックスする

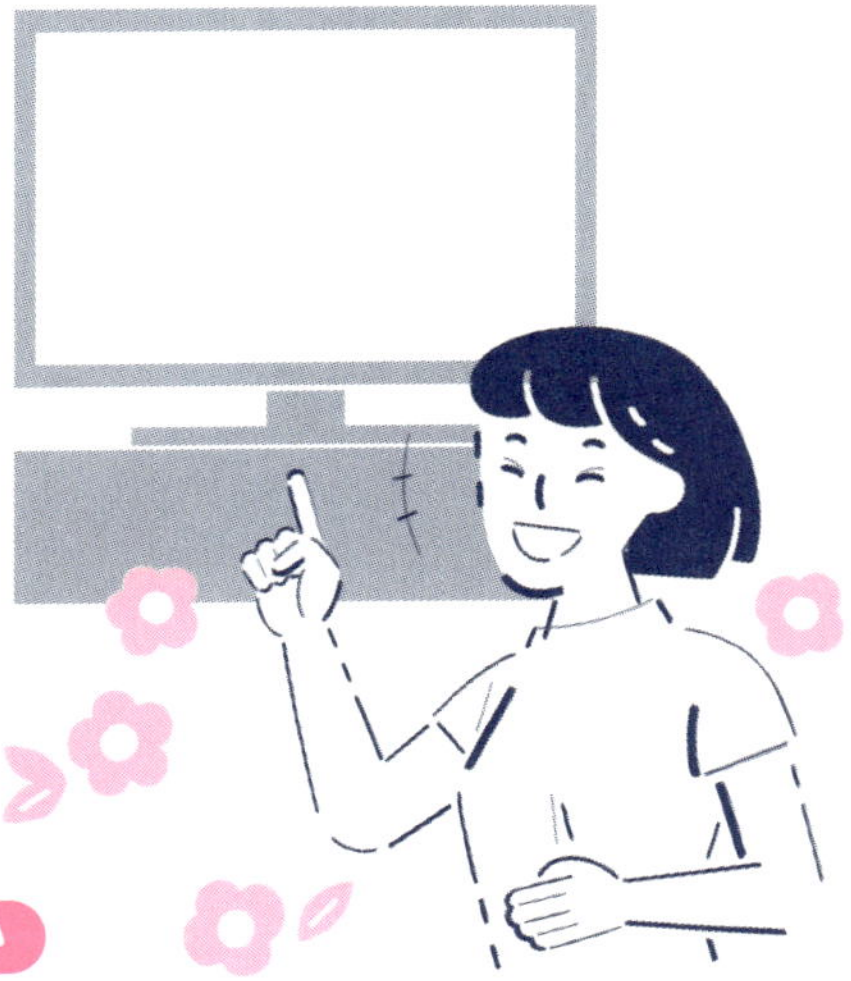

疲れない

血流がよくなり、手や足の先まであたたかくなる

笑顔になれるツールを集めよう

お笑い番組やかわいいアニマル動画など、思わず笑顔になれる自分なりの方法をストックしておこう。疲れたときにそれを見て、自然に笑顔を取り戻して。

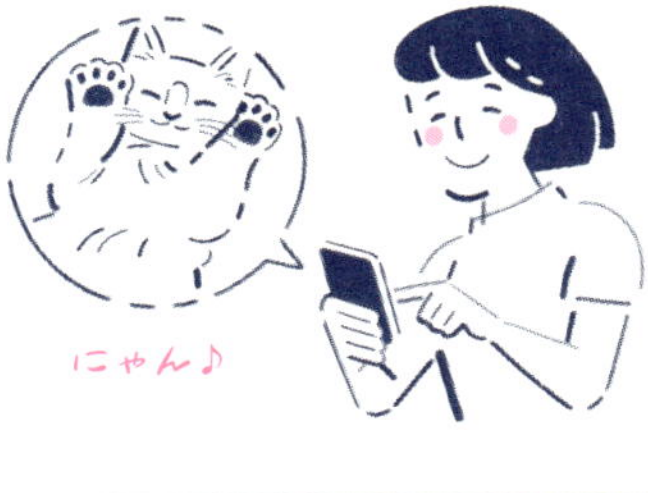

PART 10

疲れない生き方

疲れない

疲れたときは、あえてスキップしてみる

疲れない

スキップすると心拍数とともに、
テンションも上がる

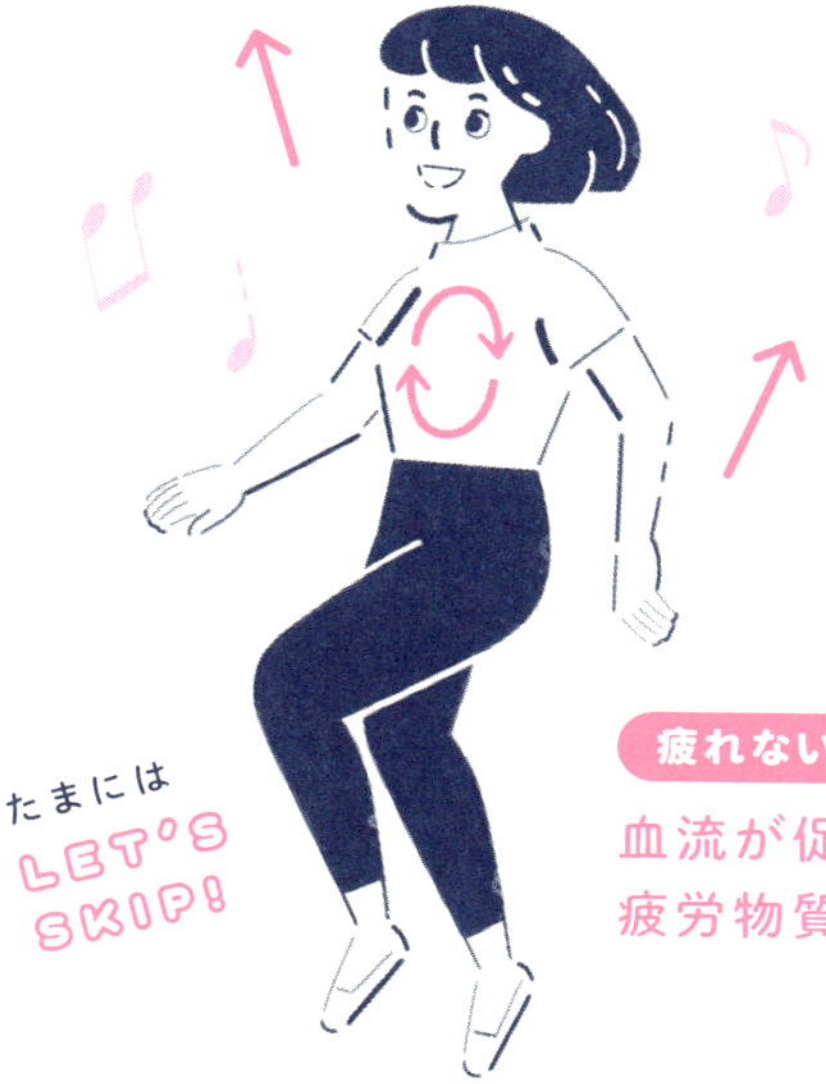

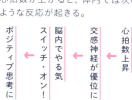

疲れない

血流が促されて
疲労物質も減る

心拍数を上げてポジティブ思考に！

心拍数が上がると、体内では次のような反応が起きる。

心拍数上昇
←
交感神経が優位に
←
脳内でやる気スイッチ・オン！
←
ポジティブ思考に

メモ

心拍数を上げるには

普段の生活で心拍数を上げる機会は少ない。てっとり早く心拍数を上げるには運動がいちばん。スキップ程度の軽い動きでもいいので、意識して体を動かす時間をつくってみよう。

PART 10

疲れない生き方

やさしさの好循環

心身ともに疲れのない元気な状態になると、人にやさしくする余裕が生まれる。すると心が満たされて、ますます疲れにくくなる。そんな好循環を目指そう。

思考も背伸び

背伸びで姿勢を整える（P36）のと同じように、思考もちょっと背伸びをすると目標への近道が見つかることも。ときにはまわりから「エッ」と思われるくらい枠を外してみては？

とりあえず姿勢

なにかに行き詰まって苦しくなったときは、とりあえず姿勢を見直してみよう。姿勢がよくなれば、問題と向き合うエネルギーが自然と湧いてくる。

夢を口にする

人間の脳は、できる可能性があることしか思いつかないそう。最初から無理と決めつけずに、「やりたい」と思ったことは堂々と口にしてみるのが、実現のための第一歩。

調子いい！がずっとつづく

基本＆不調別ストレッチ

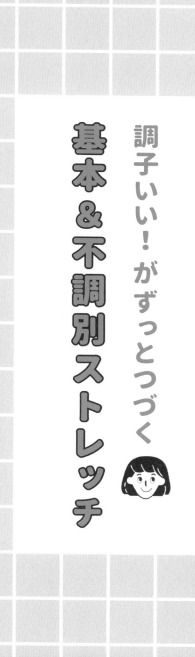

基本のストレッチ

調子のいい状態をキープするために行いたい３つの基本ストレッチ。疲れたときや気分転換をしたいときなど、タイミングはいつでもＯＫ。不調別ストレッチ（Ｐ１４６～１５９）は、この基本のストレッチの後に行うと効果が上がりやすい。

動画
CHECK!

基本1 背伸びストレッチ

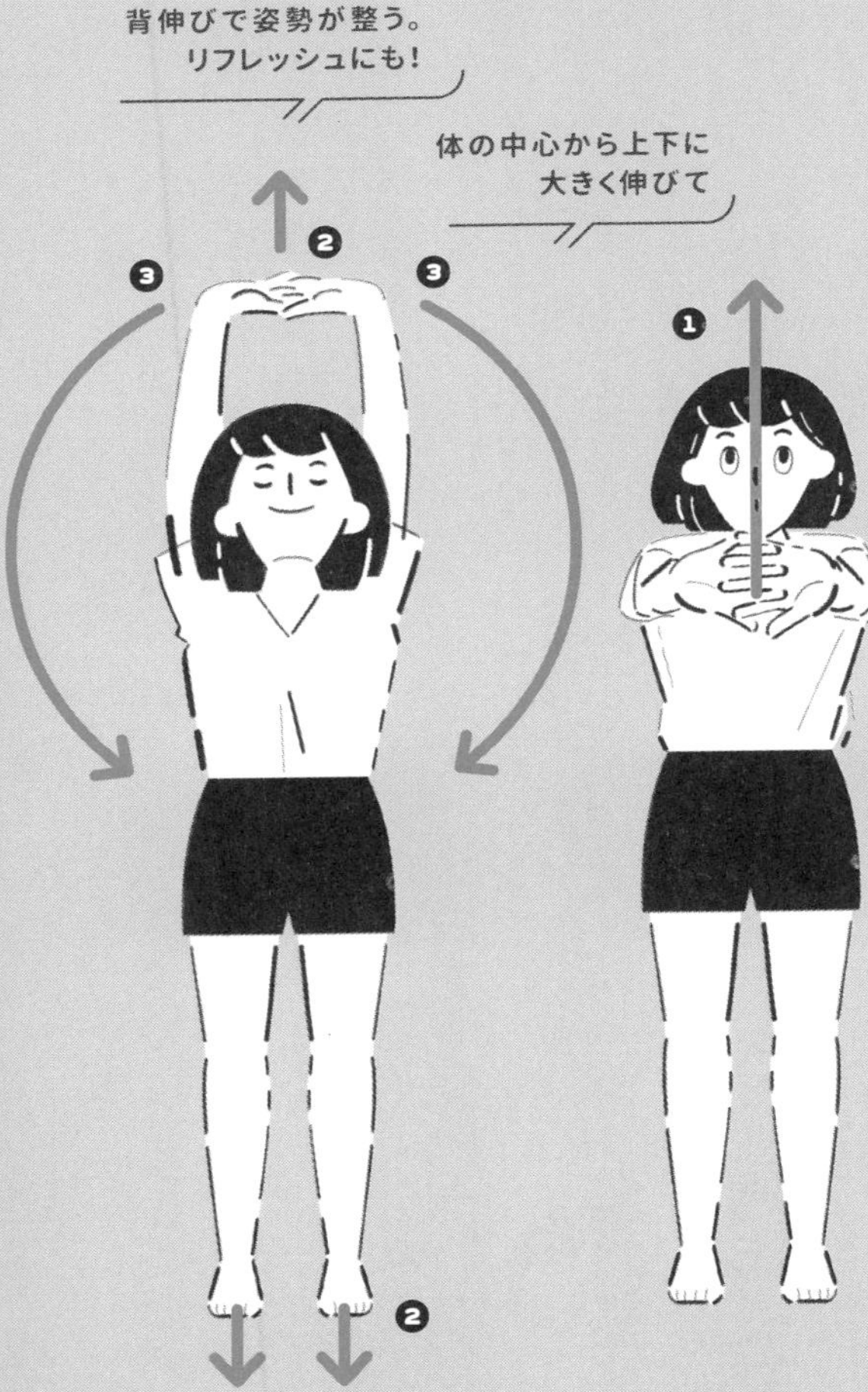

背伸びで姿勢が整う。
リフレッシュにも！
体の中心から上下に
大きく伸びて
1
2
3
3
2

1 足を肩幅に開いて、両手を胸の前で組む。手の甲を見ながら、手と顔を真上に上げる。

2 顔を正面に戻して、体を上下に引き伸ばす。両手を左右から大きく下ろす。

基本2

股関節ストレッチ

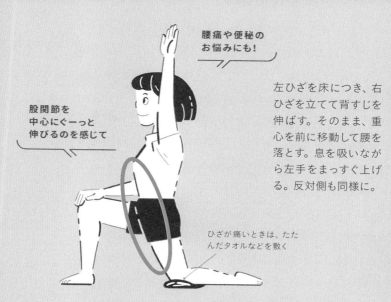

腰痛や便秘の
お悩みにも!
股関節を
中心にぐーっと
伸びるのを感じて
ひざが痛いときは、たた
んだタオルなどを敷く

左ひざを床につき、右ひざを立てて背すじを伸ばす。そのまま、重心を前に移動して腰を落とす。息を吸いながら左手をまっすぐ上げる。反対側も同様に。

左右各2回

基本3

椅子ストレッチ

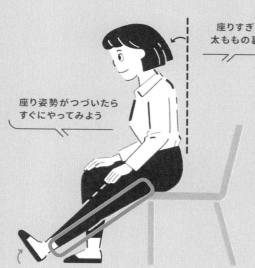

座りすぎで疲れがちな
太ももの裏がほぐれる!
座り姿勢がつづいたら
すぐにやってみよう

左脚をまっすぐ伸ばして、そのまま脚のつけ根から上半身を前に傾ける。足首が直角になるように足裏を上げる。右ひざは直角に曲げたまま。反対側も同様に。

左右各2回

不調1

肩コリ

肩から背中まわりがほぐれるストレッチ。
肩コリの人はもちろん、デスクワークが多い人に。

各3回

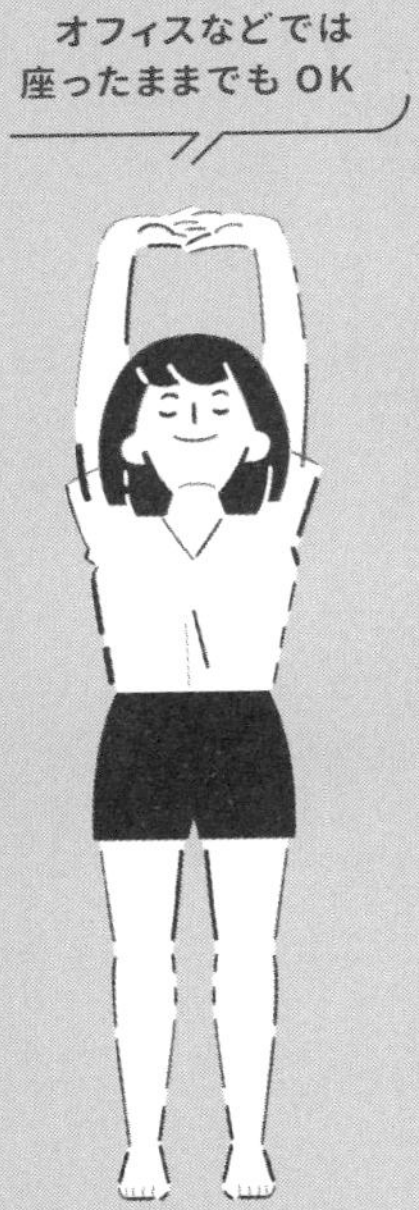
オフィスなどでは
座ったままでもOK

1 背伸びストレッチ(P.144)をして、正しい姿勢で立つ。

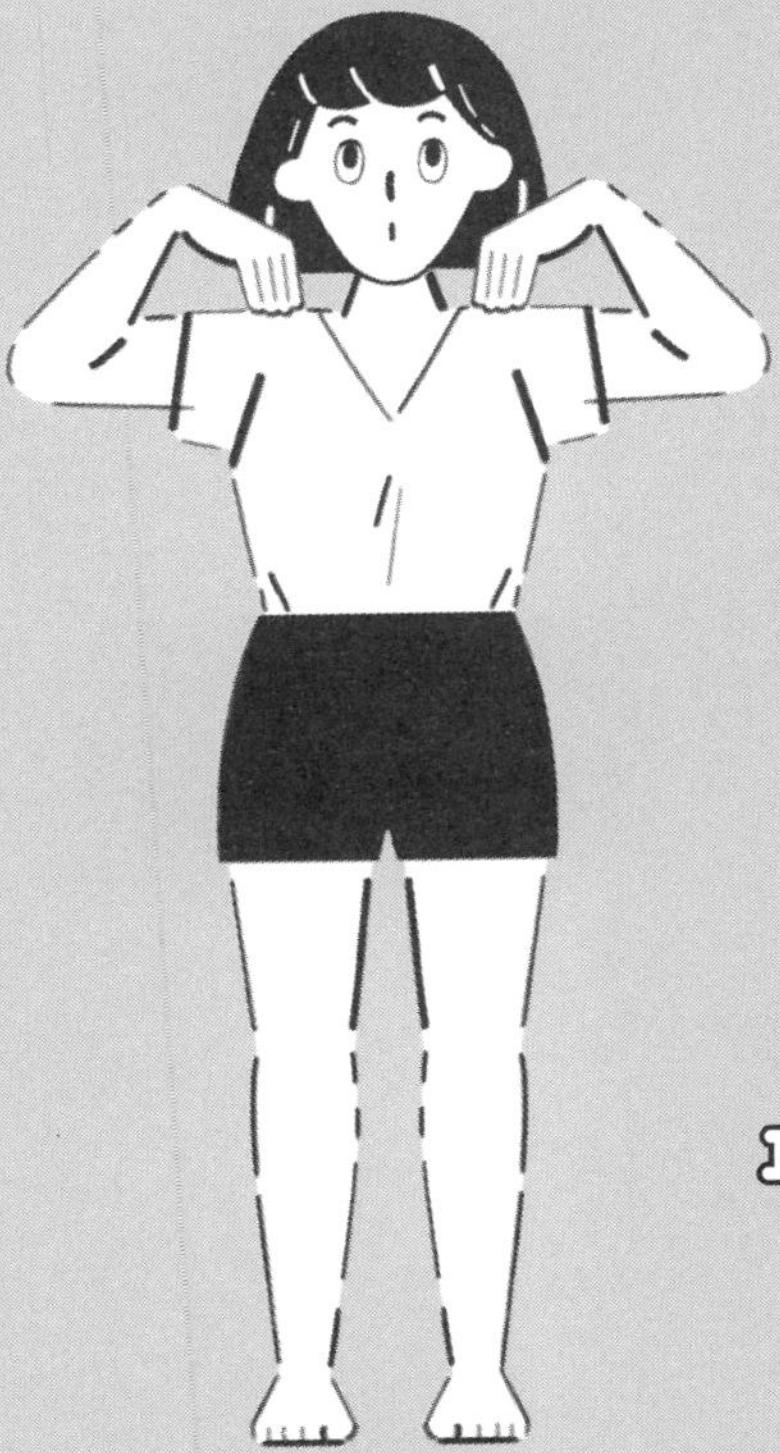

2 両手を肩にそえる。

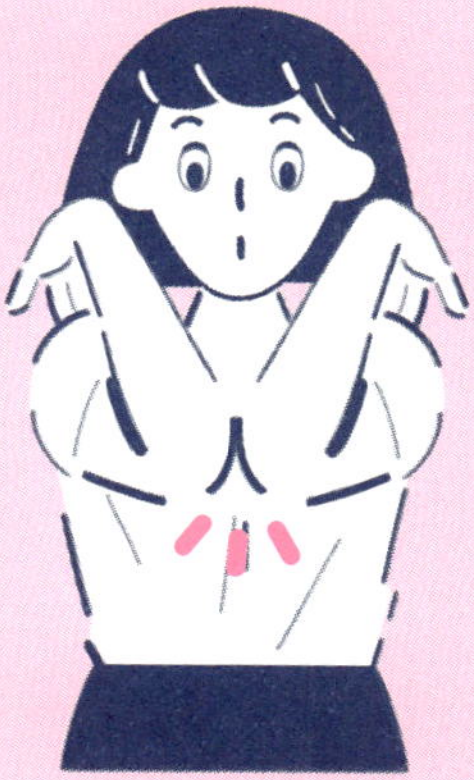
息は止めないで

3 肩に手を添えたまま、両ひじを体の正面でくっつける。

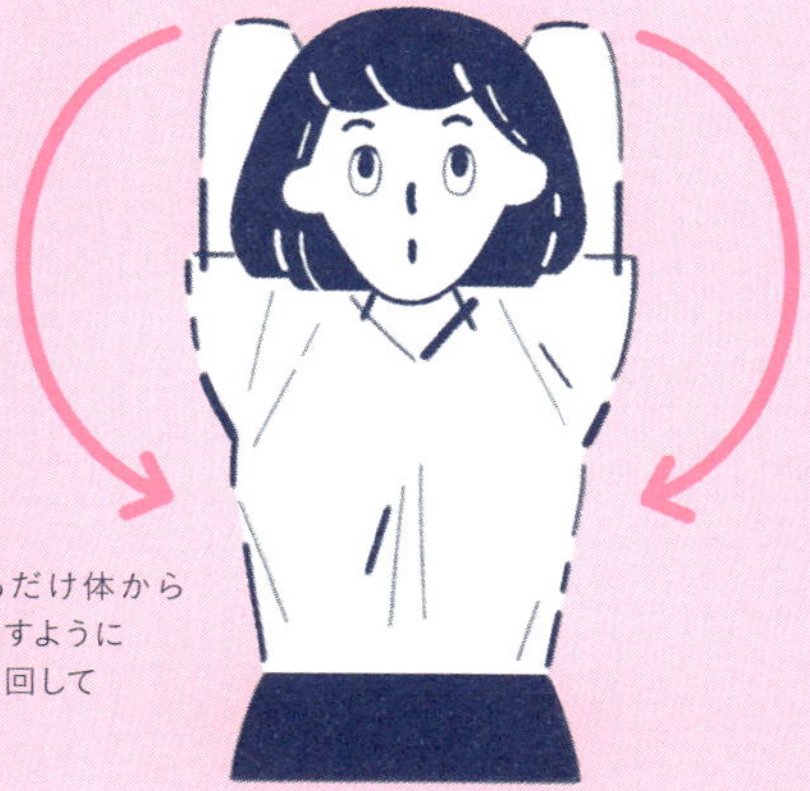
鎖骨も
しっかり動かす
できるだけ体から
遠く離すように
ひじを回して

4 大きく円を描くように上からひじを回して、**3**の状態に戻す。反対回りも同様に。

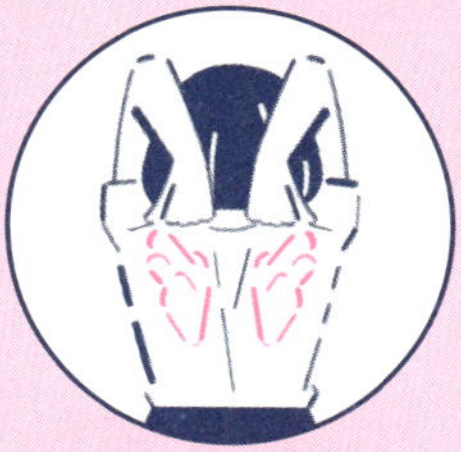
BACK
肩甲骨がしっかり
動くのを感じよう

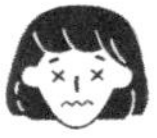

不調2

腰の疲れ

股関節まわりをゆるめながら、腰を伸ばすストレッチで疲労をリセット。腰痛の予防にも。

左右
各2回

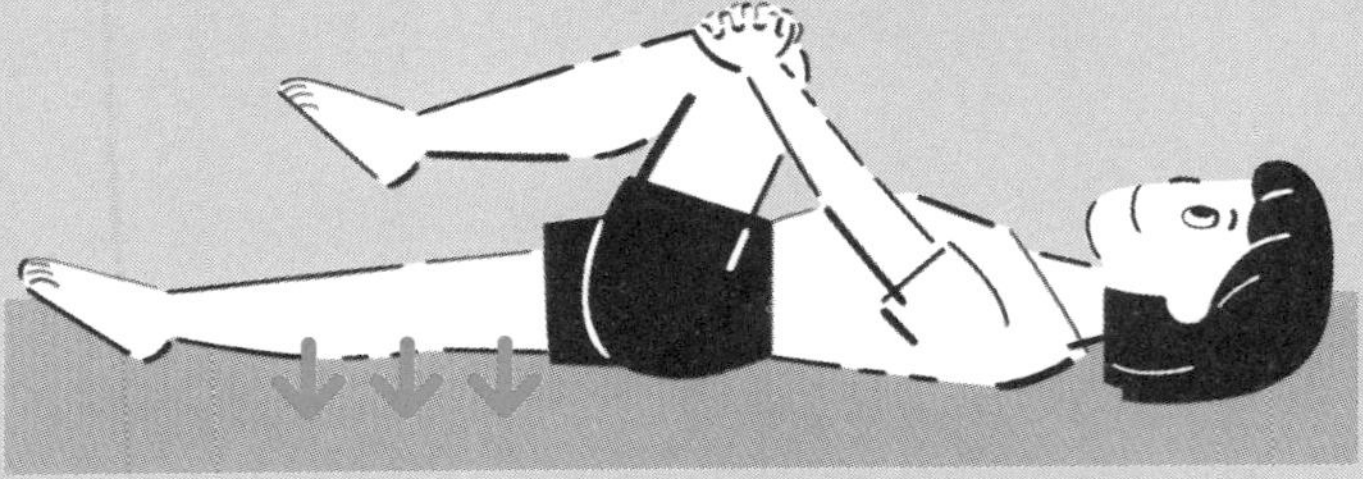

1 仰向けになり、左ひざの上で両手を組む。
右脚は床にぴったりつけたまま。

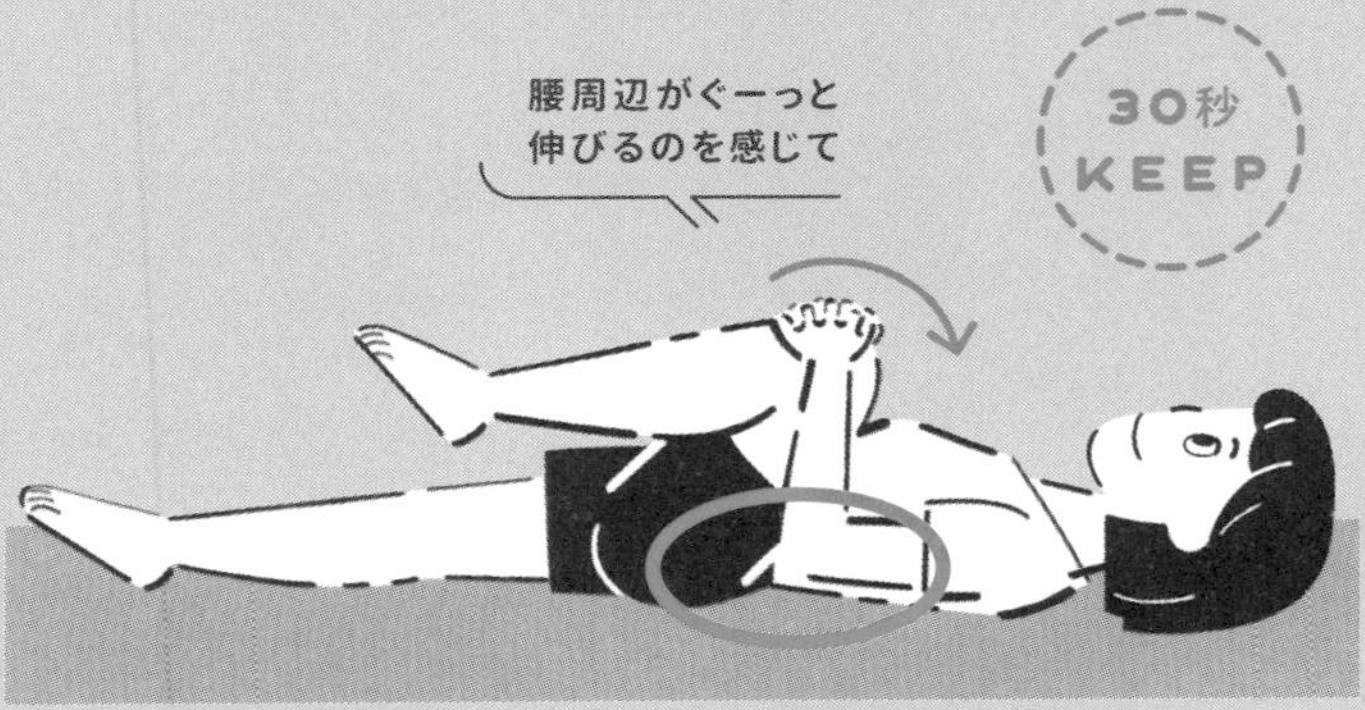
腰周辺がぐーっと
伸びるのを感じて
30秒
KEEP

2 ひざをできるだけ胸に近づけるように引き寄せる。
反対側も同様に。

不調 3

首の疲れ

重い頭部を支えている首は、
じっとしていると疲れがたまりやすい部位。
滞らないように、気づいたときに動かそう。

左右
各3回

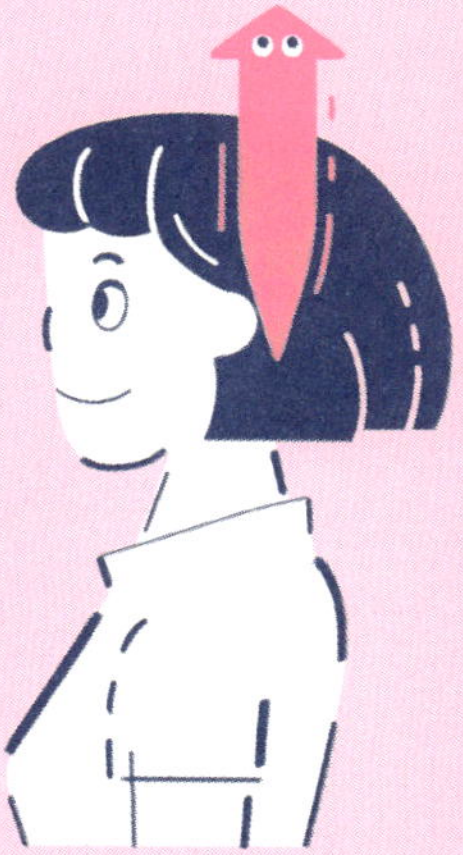

1 背伸びストレッチ(P.144)をしてから、
耳の後ろを引き上げてあごを引く。

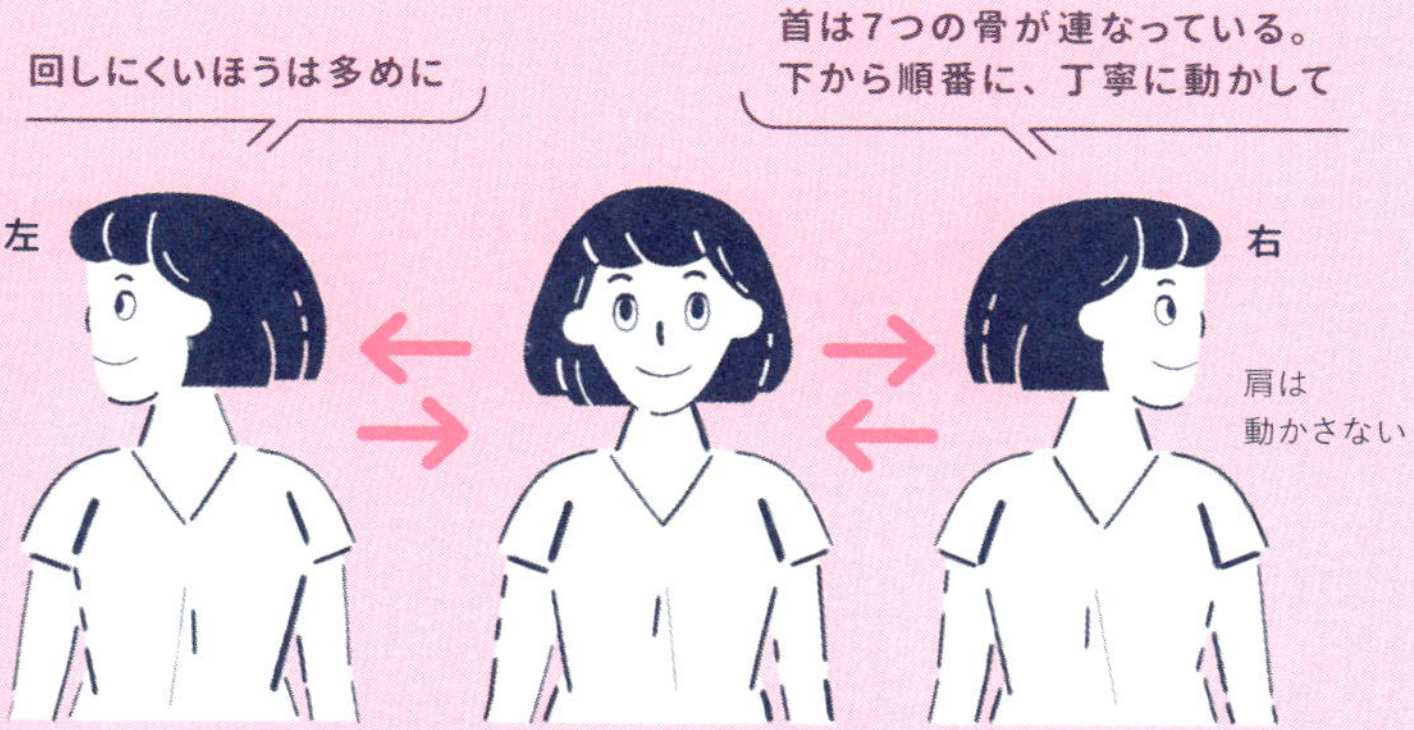
回しにくいほうは多めに
首は7つの骨が連なっている。
下から順番に、丁寧に動かして
左
右
肩は
動かさない

2 **1**の姿勢で、肩は動かさずに、首を
ゆっくり左に回す。右側も同様に。

不調4

背中の疲れ

背中の張りを感じたら、背中から腰にかけて気持ちよく伸ばしてリセット。
背中の疲れ予防には、日頃の姿勢も大切。

1回

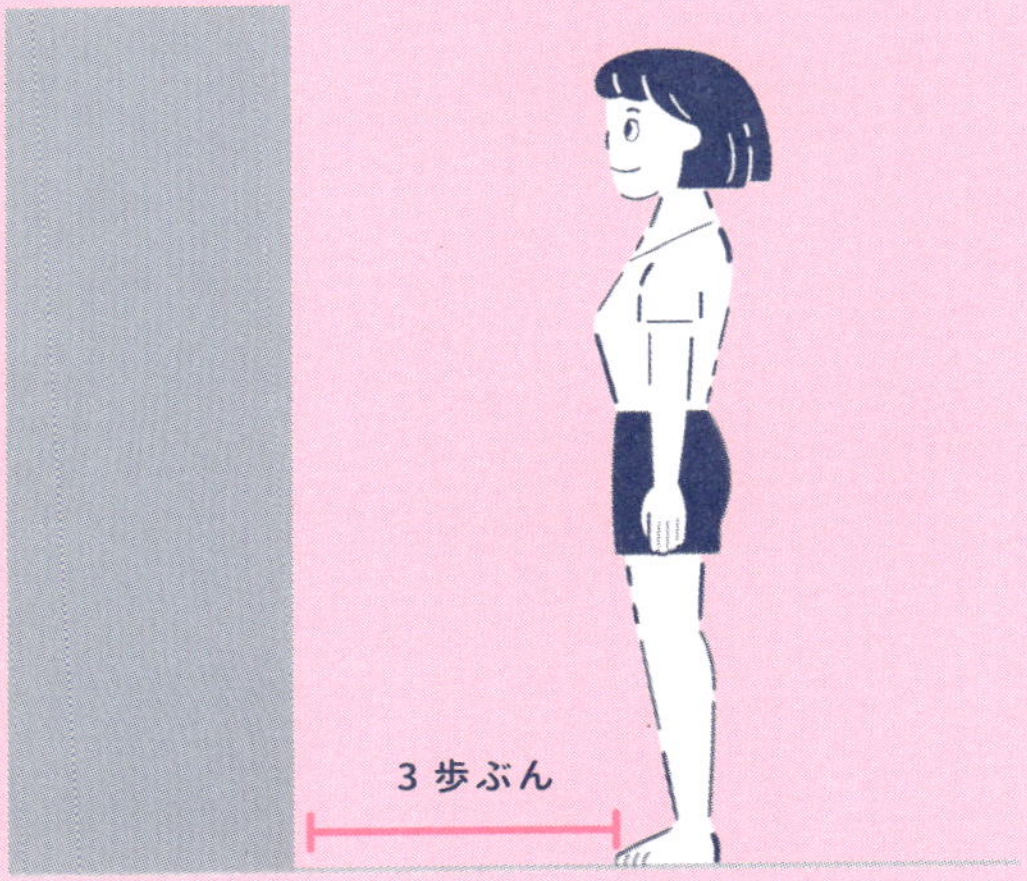

3歩ぶん

1 壁を正面にして、壁から3歩離れて立つ。背伸びストレッチ(P.144)をして姿勢を整える。

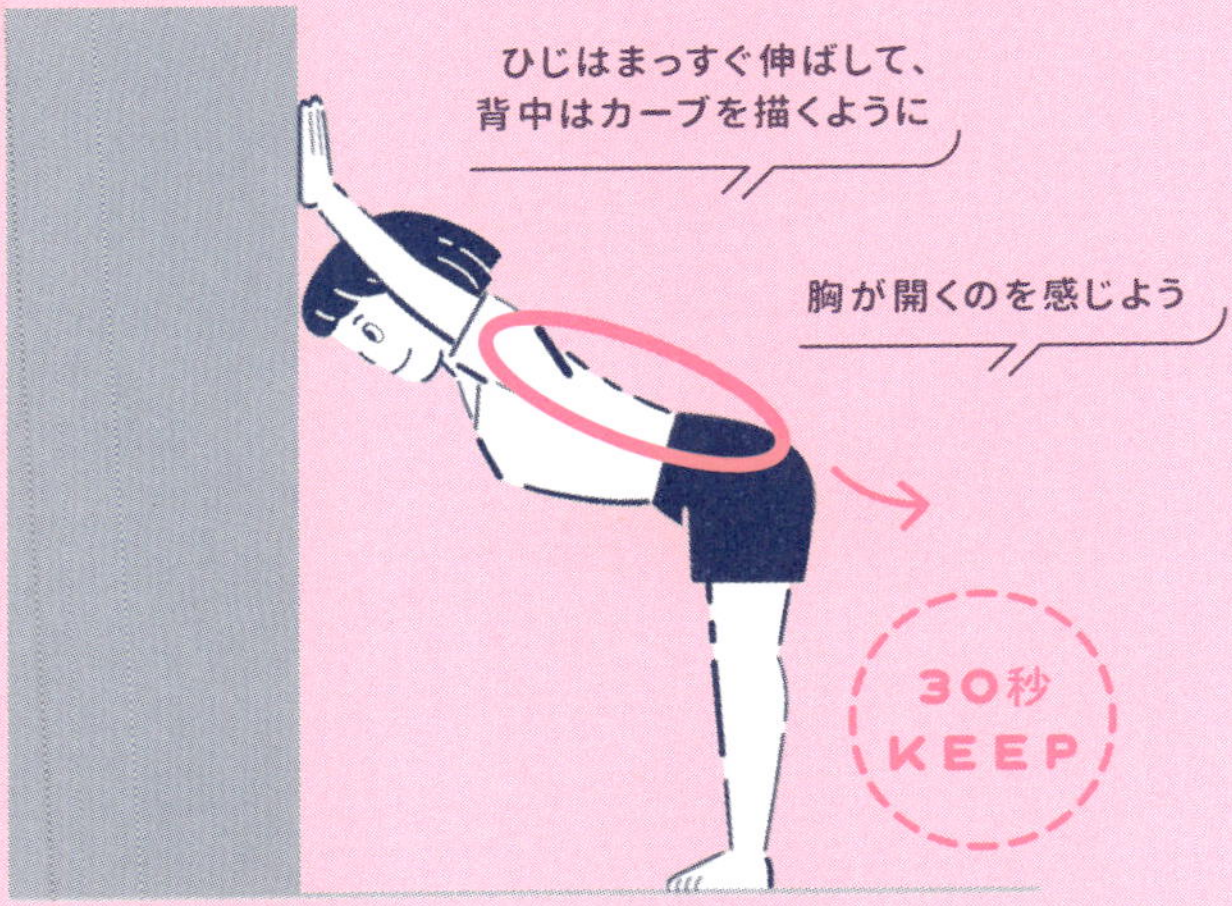

ひじはまっすぐ伸ばして、
背中はカーブを描くように
胸が開くのを感じよう
30秒
KEEP

2 両手を頭より高く上げて壁につき、お尻を後ろに引く。ひざは軽く曲げる。

不調 5

胃腸の疲れ

胃腸の不調は背中や腰に原因があることも。背中からお腹まわりを気持ちよく伸ばしてスッキリしよう。

1回

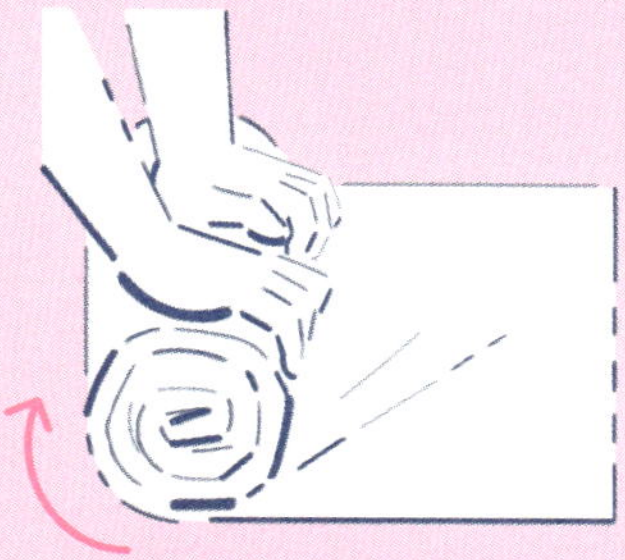

1 バスタオルを巻く。できるだけかたくなるようにする。

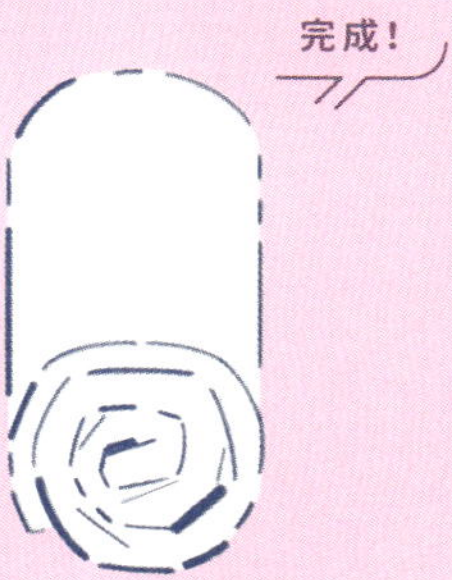
完成！

2 タオルポールのできあがり。

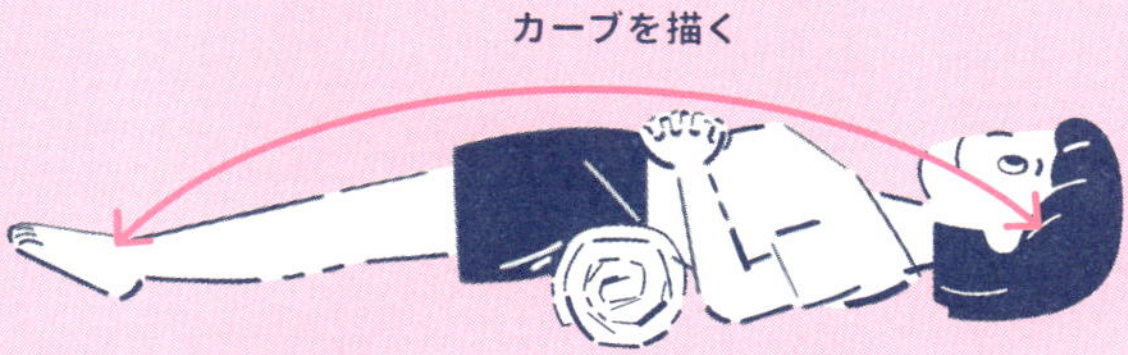
カーブを描く

3 仰向けになり、タオルポールを腰の下に入れる。

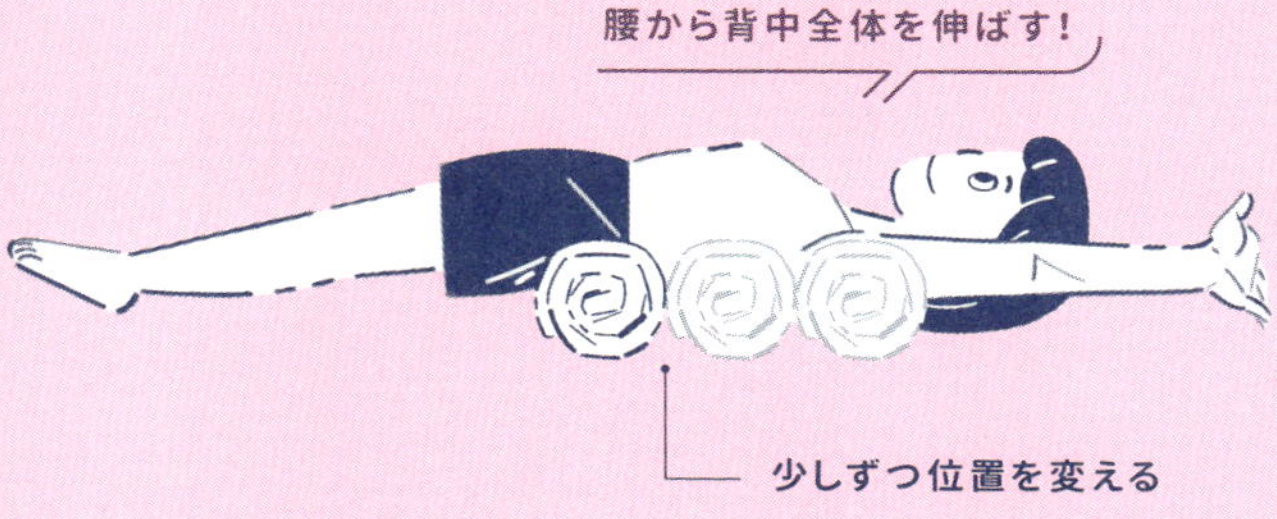
腰から背中全体を伸ばす！
少しずつ位置を変える

4 手を組んで、頭の上に上げる。タオルポールを少しずつ上に移動する。

不調6

手・腕の疲れ

手や腕は、長時間のパソコン作業やスマホ操作で、思いのほか疲れがたまりやすい部位。突っ張りや疲れを感じる前に、こまめにほぐそう。

1回

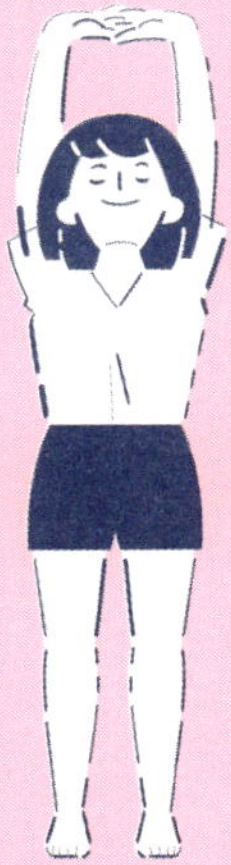

1 背伸びストレッチ（P.144）をして、正しい姿勢で立つ。

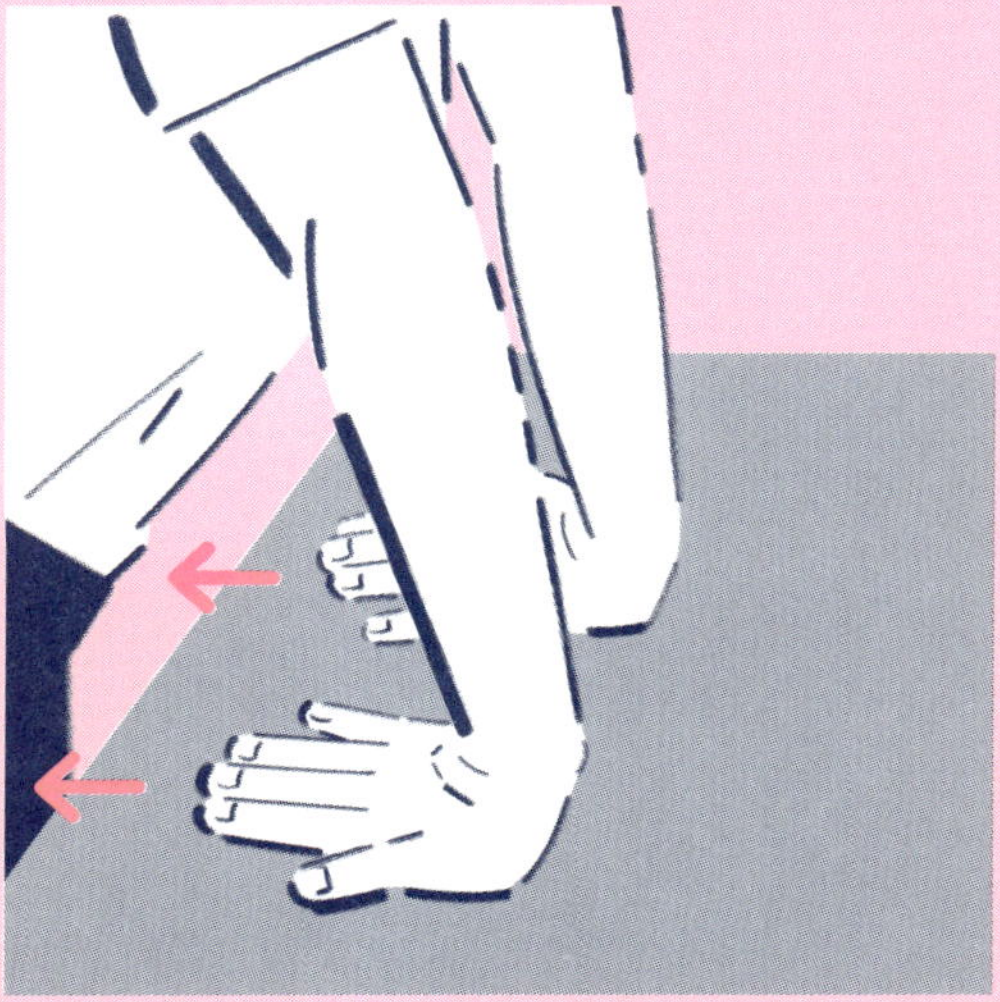

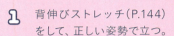

2 指先を自分に向け、手のひらを台の上にぴったりつける。中指が平行になるように。

OPTION

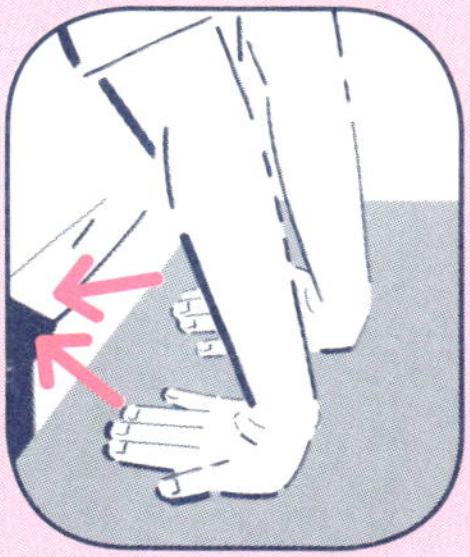

中指を中心に寄せるほど、
強く伸ばせる

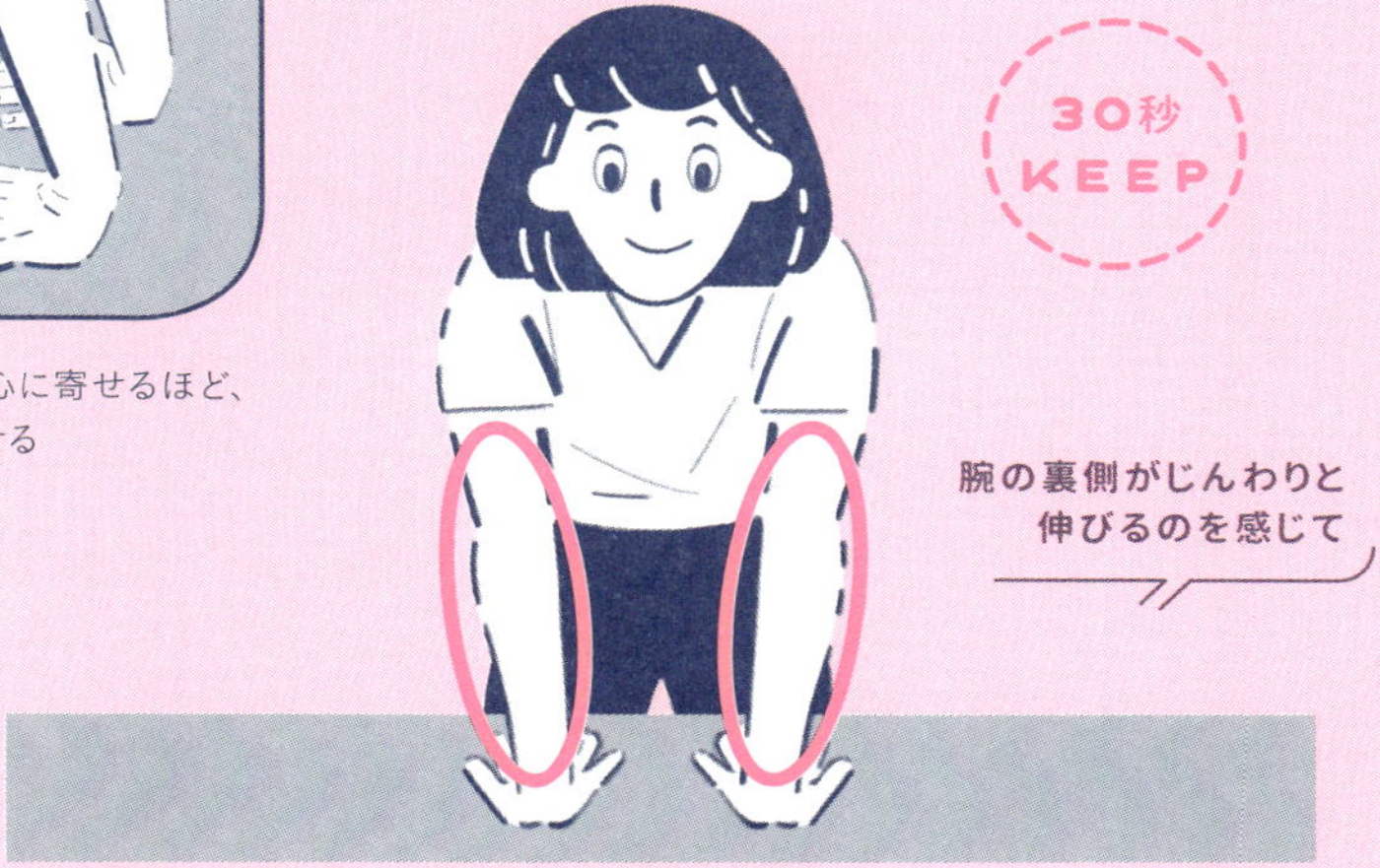

3 ひじを伸ばす。

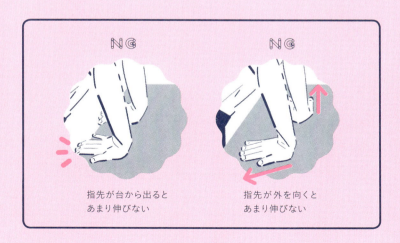

NG

指先が台から出ると
あまり伸びない

NG

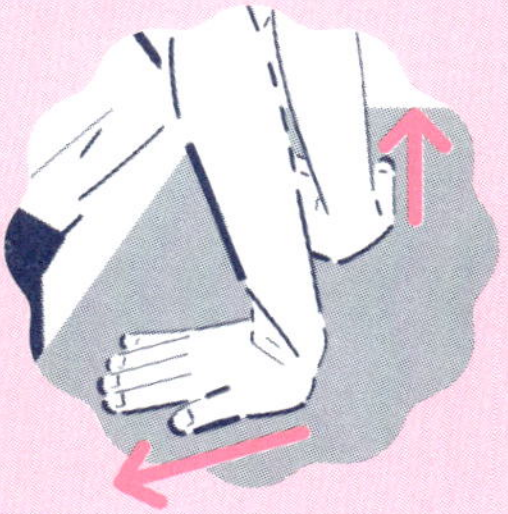

指先が外を向くと
あまり伸びない

不調7

脚の疲れ

立ちっぱなしや歩き疲れたときの、つらい脚の疲れを解消するには、ふくらはぎを伸ばすストレッチがおすすめ。むくみが気になるときにも。

左右
各2回

1 壁の正面に立ち、背伸びストレッチ(P.144)をして、姿勢を整える。

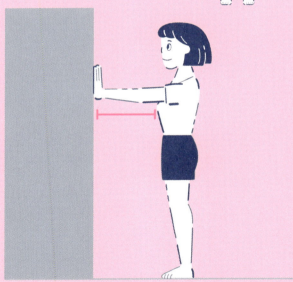

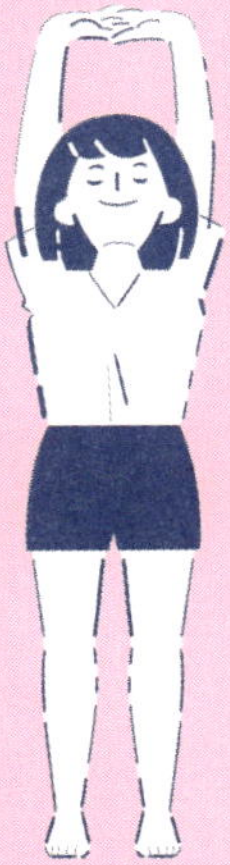

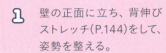

2 胸の高さで両手を壁につき、ひじをまっすぐ伸ばせる位置に立つ。

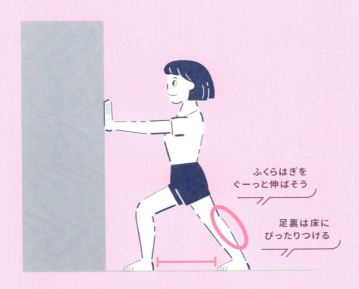

3 足を前後に開き、前のひざを曲げる。後ろ脚はまっすぐ伸ばす。

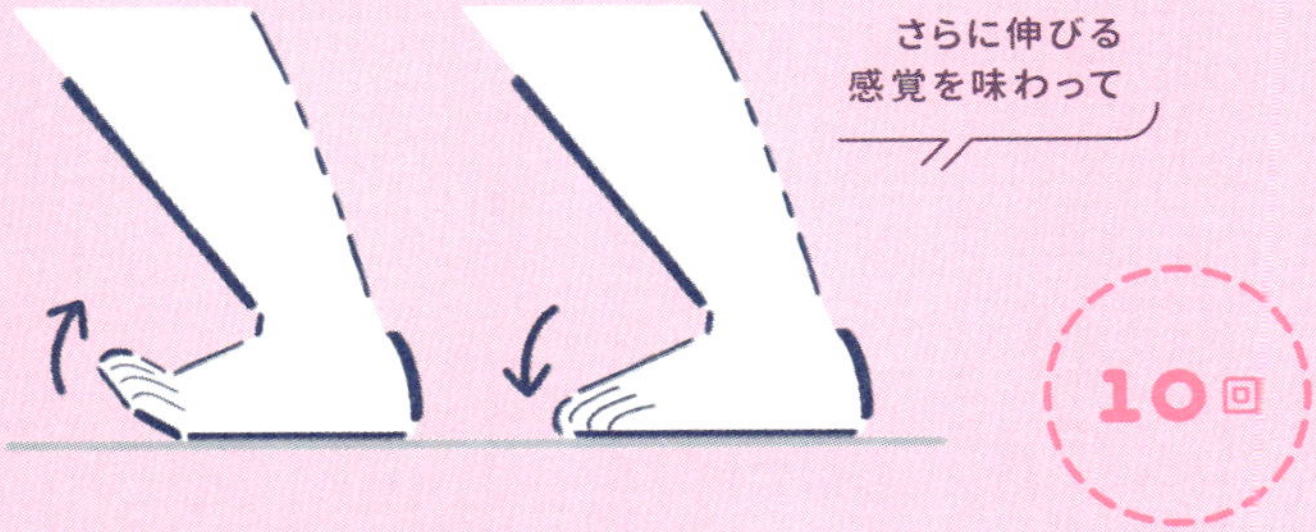

4 後ろ足の指を上げたり下げたりする。反対側も同様に。

不調 8

足裏の疲れ

複数の骨で構成される足（片足に26個！）。その複雑な骨格をほぐすように動かすと、足裏の疲れが抜けやすくなる。

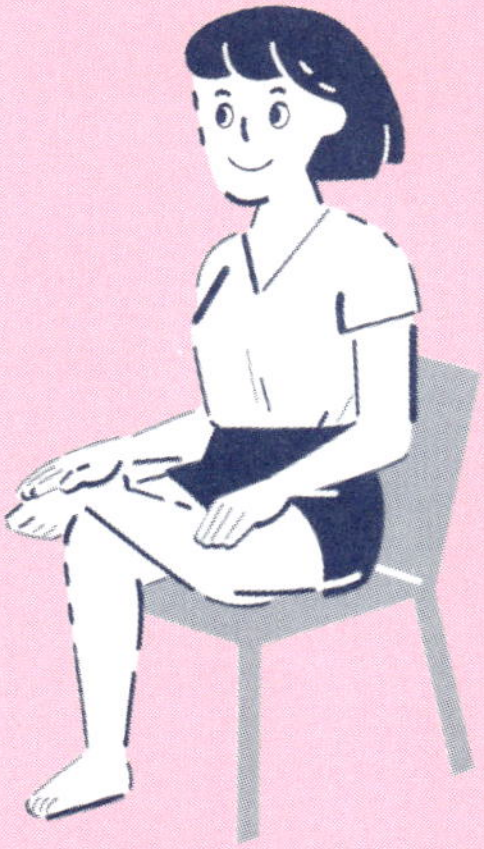

1 正しい姿勢で椅子に座り（P.59参照）、背すじを伸ばしたまま、左足首を右太ももにのせる。

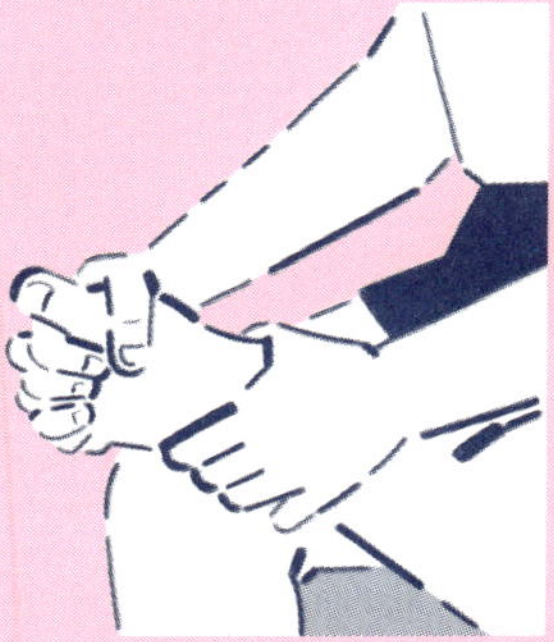

2 左足の指に右手の指をからませ、しっかりにぎる。左手は足の甲を包むように、しっかりにぎる。

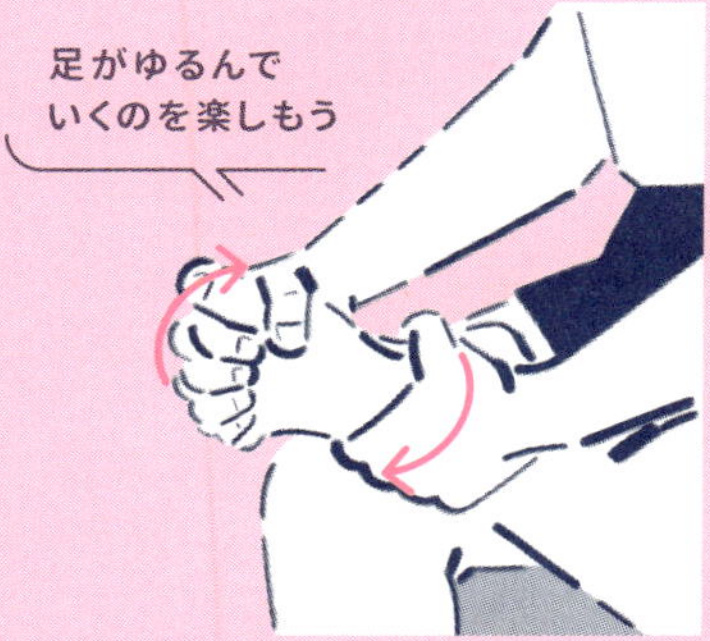
足がゆるんで
いくのを楽しもう

3 右手と左手を逆方向にねじる。反対側も同様に。

左右 各1分間

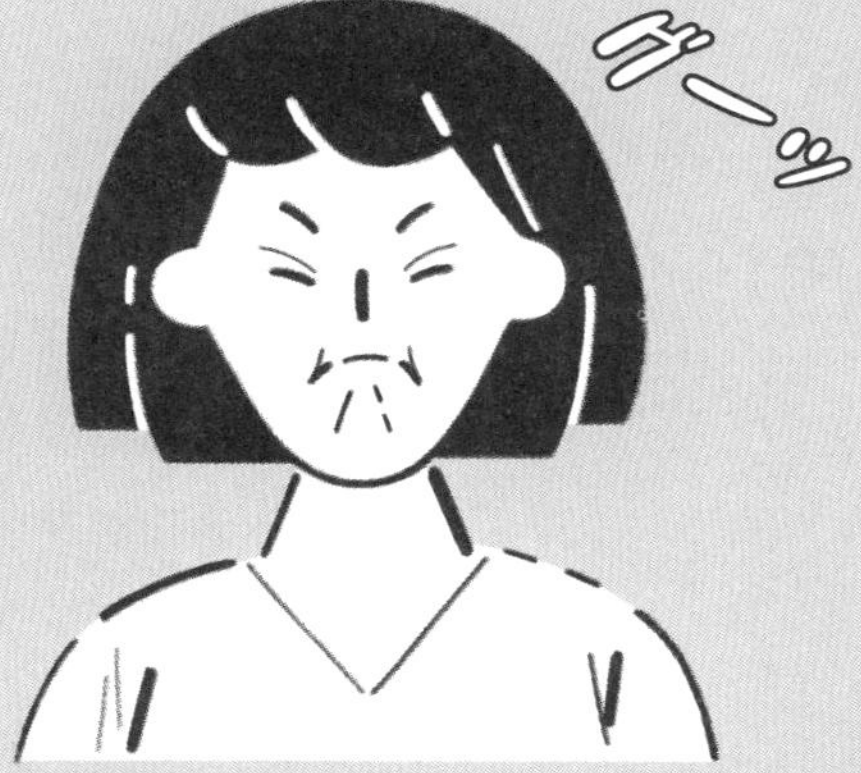

1 顔に思いきり力を入れてすぼめる。

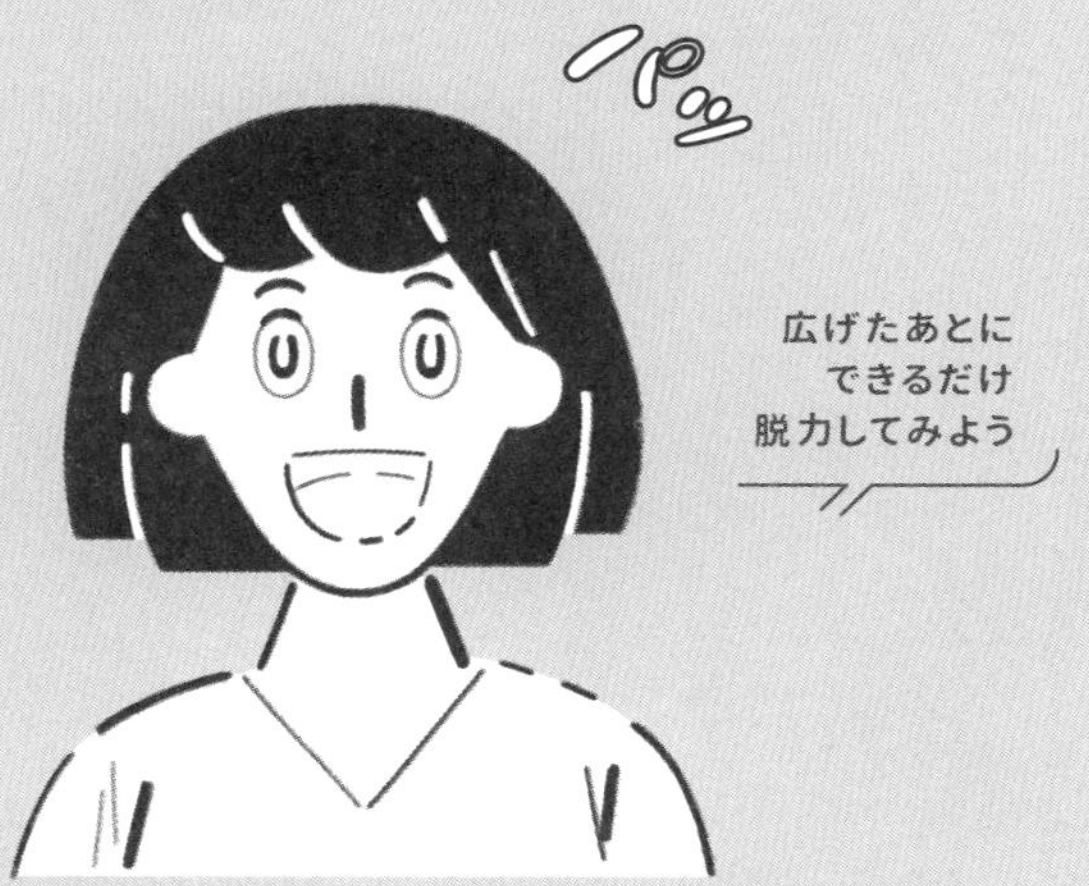

パッ
広げたあとに
できるだけ
脱力してみよう

2 思いきり目と口を開ける。
顔をパッと広げるイメージ。

不調 9

顔のコリ

顔は無意識のうちに力が入ってしまう部位。
ときには意識して力を抜いてみよう。
肌のコンディションや顔色の改善にも。

5回

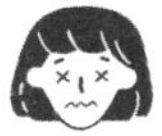

不調10

目の疲れ

肩や腰と同じように、目のまわりの筋肉もこっている。目を酷使する人はこまめにストレッチ休憩をはさもう。ただし、すべての手順を一度にやらなくてもOK。

1日 最低1回

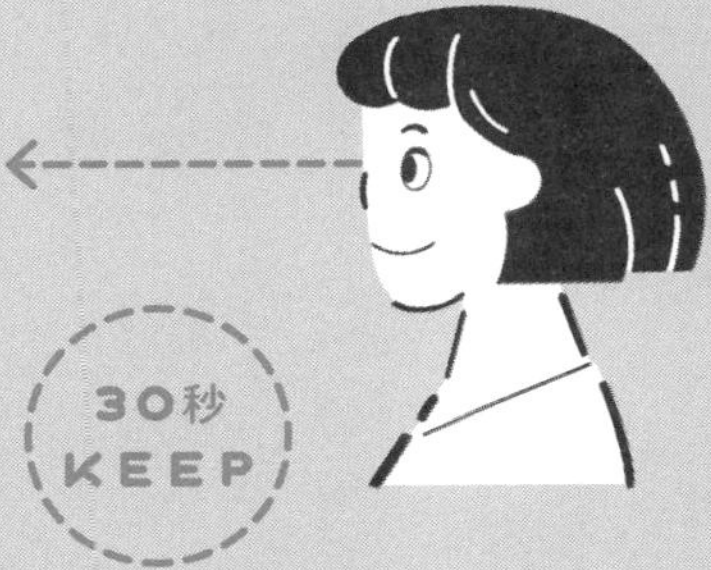
30秒
KEEP

1 できるだけ遠くの一点を集中して見る。

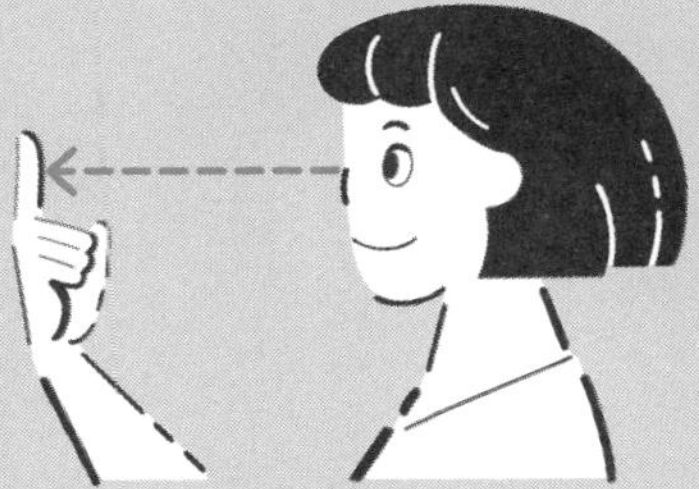

2 ひとさし指を顔の前に出し、指先に焦点を合わせる。

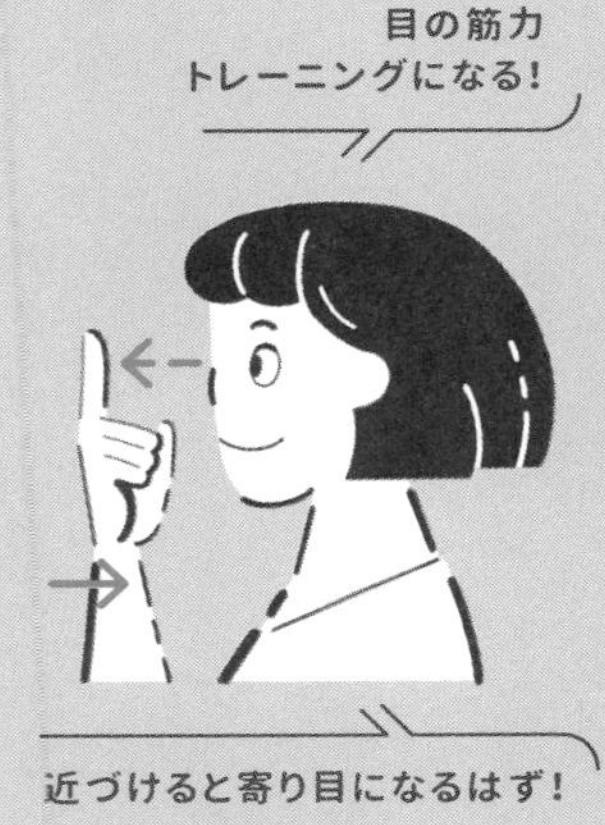
目の筋力
トレーニングになる!
近づけると寄り目になるはず!

3 焦点を合わせたまま、ひとさし指を近づける。**1**～**3**を5回行う。

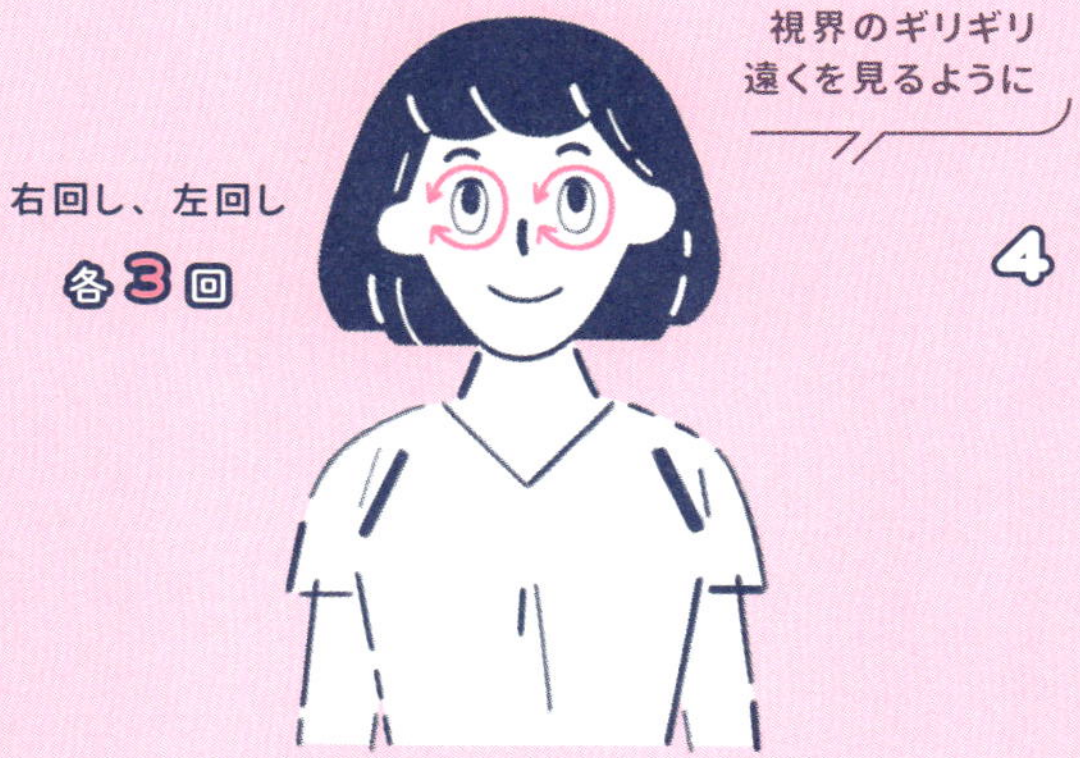
視界のギリギリ
遠くを見るように
右回し、左回し
各3回

4 眼球を大きく回す。

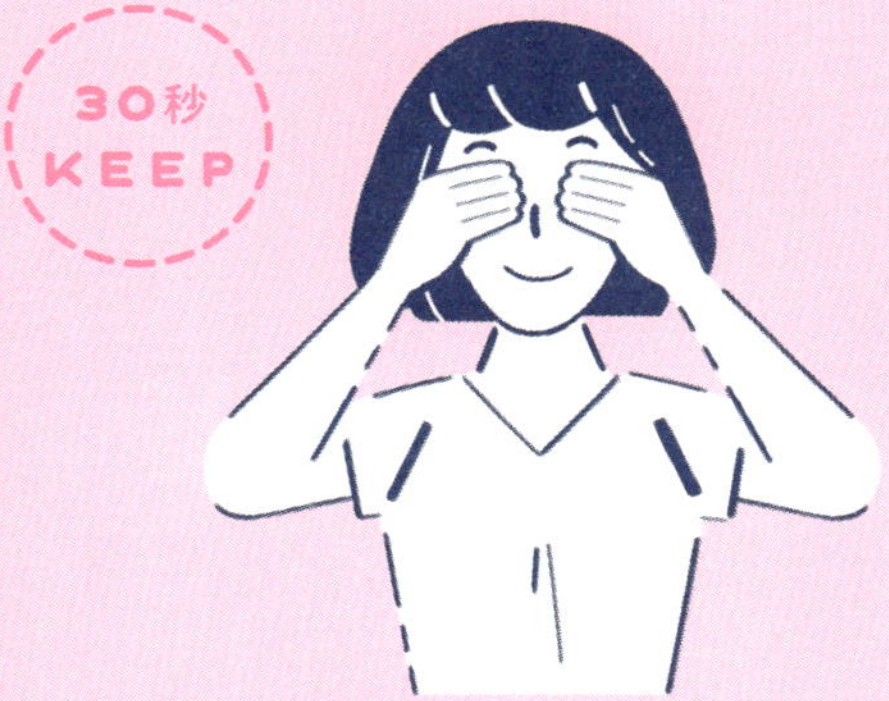
30秒
KEEP

5 手のひらで目をやさしく圧迫する。

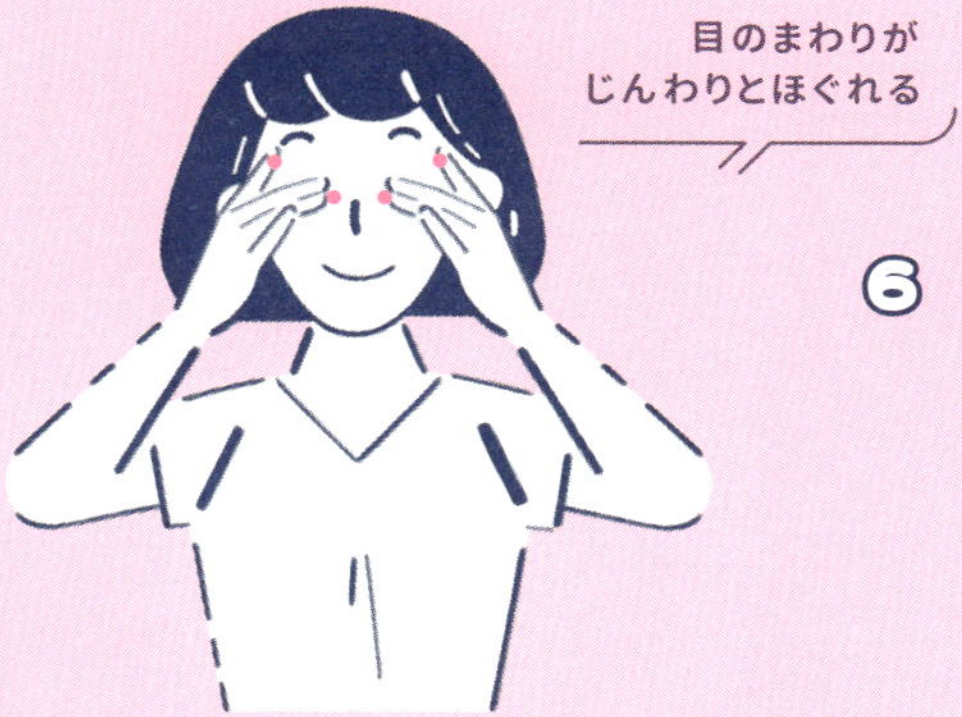
目のまわりが
じんわりとほぐれる

6 目頭とこめかみを、ゆっくり押して、ゆっくり離す。気持ちのいい強さで。

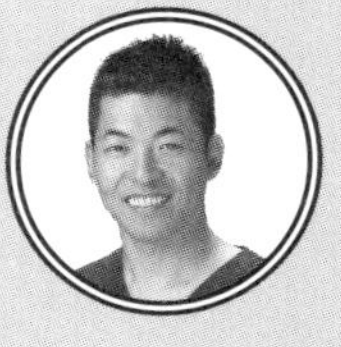

●著者
仲野孝明（なかの・たかあき）
姿勢治療家®。仲野整體東京青山院長。
柔道整復師。
柔道整復師認定スポーツトレーナー。
介護予防運動指導員。

1973年三重県生まれ。大正15年創業、のべ180万人以上の患者数と合わせて3度の褒章受賞・綬章受勲を誇る仲野整體の4代目。自身もこれまで0歳から108歳まで、のべ18万人以上の患者を治療する。2008年仲野整體東京青山を開院。〝人間本来の正しい体の使い方〟から治療することで、全く運動をしてこなかった女性が、3か月後にフルマラソンを完走するなど、人生が変わる患者が続出。現在国内外から多くの人が訪れ、予約のとれない治療院となっている。治療の経験を自身のスポーツにも応用し、鉄人レース完走や世界一過酷といわれるサハラ砂漠マラソン250㎞完走など、姿勢の可能性を探究。モットーは「姿勢が変わると、人生が変わる。」で、姿勢から生産性を高める、健康経営法人向けセミナーやラジオ番組など啓蒙活動も話題となり、メディアでも多数紹介され注目されている。著書に『一生「疲れない」姿勢のつくり方』（実業之日本社）、『長く健康でいたければ、「背伸び」をしなさい』（サンマーク出版）などがある。

調子いい！がずっとつづく
カラダの使い方

2019年7月14日 初版発行
2020年2月13日 第5刷発行
（累計2万7千部）

著者 仲野孝明
イラスト しまはらゆうき
デザイン 髙橋朱里、菅谷真理子（マルサンカク）
校正 ぷれす
編集協力 友成響子（毬藻舎）
広報 岩田梨恵子（サンクチュアリ出版）
営業 津川美羽（サンクチュアリ出版）
編集 宮﨑桃子（サンクチュアリ出版）
発行者 鶴巻謙介
発行・発売 サンクチュアリ出版
〒113-0023 東京都 文京区 向丘 2-14-9
TEL 03-5834-2507 FAX 03-5834-2508
URL https://www.sanctuarybooks.jp/
E-mail info@sanctuarybooks.jp

印刷・製本 中央精版印刷